実践・職場のメンタルヘルス

地方自治体と大学との協働

大森晶夫　福井県立大学看護福祉学部教授　｜編
垂水公男　大阪大学環境医学講座非常勤講師　｜

創造出版

編集者

大森　晶夫（おおもり まさお）　福井県立大学看護福祉学部教授
垂水　公男（たるみ きみお）　大阪大学環境医学講座非常勤講師

著者

大森　晶夫（おおもり まさお）　福井県立大学看護福祉学部
　［第4章2・3，第6章］

黒田　祐二（くろだ ゆうじ）　福井県立大学学術教養センター
　［第3章2，第4章1］

清水　聡（しみず さとし）　福井県立大学学術教養センター
　［第5章］

田嶋　長子（たじま ながこ）　大阪府立大学看護学部
　［第2章1，第4章4］

垂水　公男（たるみ きみお）　大阪大学環境医学講座非常勤講師
　［はじめに，第1章，第3章1］

塚本　利幸（つかもと としゆき）　福井県立大学看護福祉学部
　［第2章2］

はじめに

　現代の多くの職場で，働く人のメンタルヘルス不調への対応は，不可避かつ喫緊の健康課題として認識されています。厚生労働省が行った労働者健康状況調査[1]をはじめさまざまな調査資料[2]から，働く人の多くが職場で強いストレスを感じており，それと同時に，事業者は少なくない割合でみられるメンタルヘルス不調者への対応に苦慮している状況をみてとることができます。現代の職場にみられるこのような状況に対して，働く人の心の健康を保持増進させていくことを職場の重要な健康課題の1つとして行政の立場から明確に位置づけたのは，平成12年の「事業場における労働者の心の健康の保持増進のための指針[3]」でした。この指針は後に「労働者の心の健康の保持増進のための指針[4]」（以下，メンタルヘルス指針）として，平成18年に労働安全衛生法の改正に合わせて公表されています。

　一般に，事業所でメンタルヘルスへの取り組みを具体的に進めていこうとする場合，このメンタルヘルス指針に沿って事業を展開していくことになります。ただ実際には，それぞれの業種や業態によってそこに働く労働者の仕事ストレスの内容はさまざまですし，それぞれの職場でメンタルヘルス問題の大きさや内容は異なっています。さらに，メンタルヘルス対策を具体的に推進していくにあたっては，相応の専門性と一定程度の経験を有するスタッフの存在が欠かせません。現実の職場は千差万別で，直接的にはそれぞれの職場にある固有のメンタルヘルスに関わる課題をどのように把握し，把握された問題をどう整理し，対応すべき課題や目標，取り組みの優先順位をどう決め，そしてこれらの個々の課題にどうアプローチしていくのかという実行プログラムが，問題解決の成否に関わってきます。

　本書では，新たにメンタルヘルス対策の展開を模索していた某自治体を対象に私たちが行ってきた，当該事業所への支援プロジェクトの内容とその成果を紹介し，これから対策を始めようとする，あるいは進行している事業所での活動の参考（または参照のための）資料を提供しようと考えました。すなわち，このプロ

ジェクトの実践記録と活動を通して得られた新たな知見，プロジェクトを推進する基盤となった大学と事業所の連携 — 大学にとっては地域連携のあり方についての検討を中心に記述しています。

　職場のメンタルヘルス対策に関しては，すでに多くの出版物や研究成果の報告があります。ただ，これまでにあるすぐれた報告のなかでも，ある特定の事業所について継続的に支援を行った過程とその成果を記録したものは多くないようです。また，事業所におけるメンタルヘルス対策を支援する外部資源[5]には，地域産業保健センターや EAP（Employee Assistance Program）などがありますが，大学もそうした外部資源の1つと考えることができます。大学は研究と人材育成を担う教育機関ですが，一方で大学にある研究領域のなかでも医学や看護学，心理学といった応用性の強い分野は，現実社会に立脚した実践研究が不可欠な部分があります。実践的な研究を行うためには社会との継続的な交流・連携が不可欠であり，こうした研究基盤のうえで社会に有意な人材教育も成果を結ぶものになると考えられ，地域社会と大学との連携は双方にとって重要です。

　本書では，近隣の自治体事業所が新たに取り組みを始めたメンタルヘルス対策について，私たちが行ってきている支援のうち，おもに当初の3年間（平成21年度～平成23年度）についてその内容と成果を紹介しています。すなわち，"メンタルヘルスとその関連分野に専門性を持つ研究者を有する大学が行っている職場支援の視点"から記述されていますので，職場の制度や内部資料などの参照は多くありません。一方で，自治体の一職場からの知見ではあるものの，一般企業を含む他のさまざまな職場での取り組みにも参考になることを念頭においています。したがって，記述のなかには多くの職場に当てはまる部分と一般企業には拡張しにくい部分があります。例えば，有給休暇や育児休業などの休業に関連した制度については，一般企業によっては制度はあっても利用が難しい場合もあるようですが，公的な職場ではこの点はかなり制度の趣旨に沿った利用が可能になっています。本書の調査編でも，時間的なゆとりについての検討がありますが，休業制度をそれなりの自由度を持って利用できる職場環境が前提で結果が導かれていることに留意する必要があります。また，メンタルヘルス不調に際しての休職制度の取り扱いについても，一般企業での対応との間に差があるように思われ

ます。一定程度の期間限定ではありますが，休職制度が確立されており，この間に経済的な保障があることが実際の制度の利用に影響を与えていることは否めず，こうした点を理解したうえで各項で個別に言及されている関連部分を理解することが重要です。

これらの点を含んでいただいたうえで，本書がより多くの事業所でのメンタルヘルス対策への取り組みのなかで参照され，また，今現在それぞれの地域で教育・研究にあたっている大学での研究や地域連携の議論に役立つものになるようであれば幸いです。

なお，本書を出版するにあたり，この自治体との協働プロジェクトの立ち上げに多大なご尽力をいただきました福井県立大学の眞野元四郎名誉教授と川端啓之名誉教授に深く感謝いたします。また，刊行に際しましては，創造出版の吉村知子氏にお世話になりました。心からお礼申し上げます。

引用文献

1) 厚生労働省：平成19年労働者健康状況調査．2008．
2) 独立行政法人 労働政策研究・研修機構：職場におけるメンタルヘルス対策に関する調査．2012．
3) 厚生労働省：事業場における労働者の心の健康の保持増進のための指針．2000．
4) 厚生労働省（労働基準局安全衛生部労働衛生課）：労働者の心の健康の保持増進のための指針．2006．
5) 日本政策投資銀行：職場のメンタルヘルス対策の現状と課題．2008．

● 目　次 ●

はじめに　………3

第1章　総論　…………………………………………………9
1．プロジェクトの背景　…9
2．プロジェクトの目的　…10
3．プロジェクトの方針，支援計画とスケジュール　…14
4．まとめ　…17

調査編

第2章　職場における平均的ストレス度についての調査　……21
　　　　　── 平成21年度 ──
1．平成21年度調査のまとめ　…21
2．正規雇用労働者のメンタルヘルスとジェンダー　…38

第3章　メンタルヘルス不調の関連要因についての調査　……53
　　　　　── 平成22年度 ──
1．平成22年度調査のまとめ　…53
2．職場のストレスおよび個人の脆弱性とメンタルヘルスの不調
　　── ストレス－脆弱性理論の観点からの検討　…66

実践編

第4章　実践・職場のメンタルヘルス　………………………81
　　　　　職員の不調に気づく
1．職場ストレスの理解と対応 ── メンタルヘルス不調の予防を目指して
　　── 一般職・管理職対象 ──　…81

1）はじめに …81／　2）職場ストレスとは？ …82／
　　　3）いつ，どのようにして職場ストレスから心が不健康になるか？ …83／
　　　4）どのような人が職場ストレスをためやすいか？ …85／
　　　5）不健康の予防に向けて …88／　6）まとめ …92
　2．職場でみられる精神疾患 ─ ストレス関連疾患の理解と対応
　　　─ 管理職対象 ─　　………93
　　　1）ストレス関連疾患 …93／　2）精神疾患に対する職場の対応 …96／
　　　3）統合失調症と広汎性発達障害 …97
　3．職場における「うつ」─気づき・声かけ・つなぎから職場復帰まで
　　　─ 一般職・管理職対象 ─　　………99
　　　1）うつ病の診断基準（大うつ病エピソード－DSM）…99／
　　　2）うつ病の症例 …99／　3）うつ病の原因 …103／
　　　4）うつ病の薬物療法 …103／　5）うつ病の再発予防 …104／
　　　6）うつ病の発症予防と早期発見・早期対応 …105／
　　　7）職場復帰の注意点 …109／　8）新型うつ病とは …110／
　　　9）カウンセリングと傾聴 …112／　10）うつ病と喫煙 …113
　4．早期発見と支援のための面接技術 ─ 積極的傾聴法を身につける
　　　─ 管理職対象 ─　　………114
　　　1）なぜ今傾聴なのか …114／　2）傾聴とは …116／
　　　3）傾聴の前に …117／　4）早期発見のための目安 …119／
　　　5）傾聴の実際・演習 …124

第5章　職場のなかのちょっと変わった人たち …………129
　　　　　発達障害とその周辺

　1．発達障害とは何か　………129
　　　1）自閉症スペクトラム障害（ASD）…130　／2）学習障害（LD）…131／
　　　3）注意欠陥・多動性障害（ADHD）…131
　2．大人の発達障害　………132
　　　1）成人期の状態像 …132／
　　　2）医学的診断の有無と成人期の状態像 …133
　3．対応や支援のあり方　………136
　　　1）基本的なこと …137／　2）職場での対応 …140／
　　　3）専門機関による支援 …144／　4）ジョブコーチによる支援 …146／

5）発達障害の人たちへのこころのケア　…147
　4．周辺の人たち ── 診断はされていないけれど，それらしい特性を示す人たちに
　　どう関わるべきか　…152
　5．まとめ　…154

第6章　大学との協働　……………………………………………155

　1．職員のメンタル状況に関する実態調査のまとめ　…156
　　　　1）平成21年度調査　…156／　2）平成22年度調査　…157／
　　　　3）調査の意義　…158
　2．メンタルヘルス研修会の着眼点　…158
　3．個別相談体制の拡充　…160
　4．おわりに ── 大学の地域貢献　…163

資料1　平成21年度調査票　…168
資料2　平成22年度調査票　…173

第1章 総論

1．プロジェクトの背景

　　　　メンタルヘルス不調をきたした職員への対応に苦慮していた某市から，近隣にある大学の精神保健関連分野で教鞭をとっていた教員に相談があったのは，平成21（2009）年に入って間もない頃でした。その市では数年来メンタルヘルス不調での職員の休職事例が続発しており，継続的に職員の心の健康問題に対応していく必要性が強く意識されていました。

　　　このため同市では，メンタルヘルス指針[1]に則してメンタルヘルスケアを展開する方針を固め庁内で意思統一を図り，おおよその体制を構築しました。しかしその一方で，年間スケジュールの策定をはじめとして，どのようにして職員のメンタルヘルスの実態を把握し，その後どのようなケアを展開し，またケアを担当する専門職の確保をどうするかといった，具体的な活動の推進に関わる課題に直面していました。なかでも，事業所の実状に則して具体的にメンタルヘルス対策を策定し実行するにあたって，相応の経験を有する担当者の選任が困難であったことから，外部に協力を仰ぐ必要性が認識されていました。

　　　相談を受けた当該の教員は市の状況を聞き取った後，まず学内に私的なグループを招集し，議論のなかで次のような方針を決めました。

　　　①メンタルヘルスケアについて必要な知識・経験を有する学内の教員を学部の枠を超えて招集し，プロジェクトチームを編成する。

　　　②メンタルヘルス指針に準拠した市の対策の展開について，専門知識を有する教員を派遣するなどの具体的な支援を行う。

③支援の実践的な部分は大学教員が担当することから，テーマとして大学と事業所の地域連携のあり方を含める。

この後，当時公募されていた研究費を得ることによって，市を支援する大学のプロジェクトチームとして具体的な活動に取りかかることになりました。

2．プロジェクトの目的

事業所で取り組むメンタルヘルス対策には，職場全体にかかる仕事ストレス対策とメンタルヘルス不調をきたした個々の労働者への対応という，大きくは2つの課題があります。メンタルヘルス指針に沿った対応では，まずは労働者が感じているストレス，およびその原因となっている仕事ストレスの内容と大きさを把握する必要があります。次に，職場ストレスに関連して不調をきたしたメンタルヘルス不調者についてどのようにその実態を把握し，ストレスと不調との関係をどう整理し，それに基づいてそうした人たちへの支援や問題の改善に向けてどのようなアプローチをとっていくかを検討することになります。

職域集団を対象にストレス調査を行うと，調査票の選択・構成にもよりますが，収集されたデータから2つの異なる代表値が得られます。1つは平均値，もう1つは有病率に代表されるような，ある基準値やカットオフ値を上（または下）回るものの割合です。前者は当該集団に属する人たちが自覚しているストレス度の平均的な状態，後者はその集団である特定（多くは異常）の状態を呈しているものの割合を表します。この2つの値がメンタルヘルス対策に対して持つ意味合いはやや異なっていて，それぞれの値と関連性を持つと想定される要因（原因）の性質もまた異なっています。

平均値はその調査票に内在する尺度について，その集団のそ

の時点での状態を代表する値として得られます．したがって，尺度の値（測定値）と相関する要因は，当該集団全体に関わるストレス度を左右する要因としての意味があり，職場環境要因など，そこに属する人々に共通に関わる問題がどの程度の大きさで関与しているかが問題になります．一方，有病率に代表される値では，ある特定の状態を持つものの出現頻度に影響する要因を探索しようとするので，環境要因とともに，その職場にいる個々人が持つ特性を考慮することも重要になってきます．

　職場のメンタルヘルス実態を把握しようとする場合，上に述べたように，平均値と有病率に相当する２つの問題が検討される必要があります．すなわち，ある職場ストレス要因が職場全体にどの程度の大きさのストレスを与えているのかという問題と，過剰なストレス反応状態にあるものがどのくらいの頻度でいて，その頻度は職場ストレス要因とともに個々人の特性とどの程度関連しているのかという問題です．

　はじめに市からうけた相談内容は，後者に相当するいわゆるメンタルヘルス不調者の問題で，そうした職員を出さないため，さらにはメンタルヘルス不調をきたした職員へのケアをどうしていけばよいかということでした．しかし，メンタルヘルス指針に基づいて継続的に対策を実施していく立場から，まずは職場全体に関係するストレス要因を検討したうえで，個々人について職場を含めた対応のあり方を検討することが適当との考えに基づいて，この調査研究を始めることとしました．

1）職場ストレス

　メンタルヘルス不調者への対応は，すべての職場がかかえている課題です．メンタルヘルス指針の内容は１～３次予防にわたる包括的なプログラムであり，そのおおよその内容は，長時間労働に代表されるような労働条件や労働環境といった職場ス

トレス要因対策と，個別のメンタルヘルス不調者へのケアの2つからなっています。前者は，ある調査票を用いて調べ数値化された職場ストレスの平均値と関連して考えることができます。

職場の平均的なストレス負荷は，それに引き続く2つの課題と関連しています。1つは疲労や過労，あるいはストレス関連疾患[2]といった健康状態の悪化です。職場にはさまざまなストレス要因がありますが，健康との関係ではKarasekのJob-strainモデル[3]が代表的なものです。これは職場ストレス要因のうち心理的な負担感をJob-strainとして1つの尺度にまとめたもので，これを用いて測定した職場ストレスの大きさと心臓疾患やうつ状態の発生との関連性については多くの報告[4]があります。

もう1つは，職場ストレスと生産性の関係です。職場にかかるストレスは，1人ひとりの労働者のモチベーションとも関連しています[5]。生産性を阻害する職場の過剰なストレスと，その関連要因を検討することの意味は小さくないといえます。

どのような尺度を使ってその職場で働く人たちの平均的なストレス度を測定し，その尺度とどのような職場ストレス（負荷）要因が関係しているのかを検討することは，職場のメンタルヘルス対策の大切な検討課題として認識される必要がありますが，それはストレス対策が同時に労務問題であることと表裏でもあります。

2）メンタルヘルスケア

人は生涯のうちに何らかの職業に従事します。一方で，日本人が生涯のうちにうつ病に罹る率（罹患率）は30％[6]に達するともいわれています。メンタルヘルス不調をきたす疾患はうつ病だけではありませんので，これらのことを考慮するとおそらくあらゆる単位職場で，メンタルヘルス不調者を出さない

職場はないといっても過言ではないでしょう。すべての職場は，メンタルヘルスに不調をきたした人がいずれかの時期に在籍し，そうした人への対応を必ず迫られることになります。

　職場でメンタルヘルス不調者に対するケアが必要である理由は，単に早い段階でその人の健康状態の悪化を防ぎ，あるいはより早く健康状態を回復して通常の業務遂行ができる状態を維持できるようにするという，職場の健康管理（メンタルヘルスケア）の問題だけに留まりません。メンタルヘルス不調者本人およびその不調者が欠員となることで生じた生産性の低下，周囲への影響，さらにはメンタルヘルス不調者がでた原因であったかも知れない職場要因を放置することによる次のメンタルヘルス不調者の発生も当然危惧されます。

　メンタルヘルス不調者のケアには，現にあるメンタルヘルス不調への対応と次の発生の予防という2つの意味があります。前者では，まずは医学的な健康状態の回復のための方策が示される必要があります。その後，仕事の量や質，さらには上司や同僚との人間関係といった職場環境要因を検討する必要があります。後者については，いくつかのレベルでのアプローチを想定する必要があります。まずは個別事例に即して，メンタルヘルス不調に陥った人の性格傾向などを含めたいわゆる脆弱性[7][8]と，仕事の負荷との関係を整理する必要があります。また，当該事業所におけるメンタルヘルス不調者の発生率を問題にする場合には，有病者と非有病者の間で例えば労働時間数が異なっていないかといった職場ストレス要因についての検討が必要になります。

3．プロジェクトの方針，支援計画とスケジュール

　職場のメンタルヘルス対策の課題は，前項に述べたように当該職場の平均的なストレス状態とそれに関連する要因の把握，職場としてメンタルヘルス不調者への支援，そして不調者を再び出さないための改善が重要です。

　厚生労働省は，メンタルヘルス指針に続く指針[9]でメンタルヘルス計画の策定，安全衛生委員会の活用，専門職の配置などの具体的な課題解決のための方策を示しています。メンタルヘルス指針で示された対策の内容は，NIOSH（National Institute for Occupational Safety and Health）の職業性ストレスモデル[10]に基づいています。これは，職場ストレス要因と個人が持つ脆弱性が，例えばGHQ（General Health Questionnaire）[11]などの心理面の評価ツールで測定されたストレス度や休職者率と関係するというもので，したがってメンタルヘルス対策では職場ストレス要因と個人の脆弱性は考慮されるべき問題と認識されています。

　メンタルヘルス指針では，職場ストレス要因は管理職が対応するいわゆる早期発見・早期対応を中心としたラインケアによって，また個人の脆弱性は自己管理であるセルフケアとラインケアでの対応が基本とされています。これらに加えて，事業所内部の専門職スタッフは管理職や個々の労働者へ知識・技術を提供し，必要に応じて外部医療機関などからのケアを活用するという，いわゆる"4つのケア"による対応が示されています。

　私たちの調査研究では指針に示された考え方に基づいて，調査対象事業所では具体的にどんな職場ストレス要因が重要か，職場ストレスと脆弱性などの個人要因とではどちらがより問題なのか，そもそも今回の調査対象となった職員はストレス度が高いのかなどの基本的な問題について経年的に調査を重ねて検

討し，これらの結果に基づいて4つのケアに即して具体的に支援を行っていくことにしました。

1）平成21年度

　職場のメンタルヘルス対策は，医学・心理学的な対応が求められる個別性の高い問題であるとともに，職場ストレス要因については労務問題でもあるため，個々の職場を越えて事業所全体の問題として理解する必要があります。このため，事業所としてのメンタルヘルス対策ならびに個々のメンタルヘルス不調者への対応（メンタルヘルスケア）を展開するには，事業所，働く人びととそれを支援する大学チームの間でこうした課題とその対応策について共通の認識を持っておく必要があります。そうでなければ，長期にわたる継続的な支援は難しいでしょう。

　私たちは，事業所とメンタルヘルス対策の概要やスケジュールなどについて1年近くの期間をかけて意見交換を行い，相互理解を深めるようにしました。この作業の上にたって，当該事業所で働く人たちが平均的にどの程度のストレスを感じているか，そのストレス度は職場にあるさまざまな負荷要因のどれとどの程度の強さで相関しているのかを調査して検討することから始めました。

2）平成22年度

　次年度は，1年目の結果を集約して事業所に返すことで，職場メンタルヘルス対策の枠組みとこの事業所でのメンタルヘルス問題のポイントを事業所，個々の職員および大学のプロジェクトチームの3者間で共有することを目指しました。そこで，1年目に実施した調査結果を報告書[12]にまとめ，これをもとに職員向けの研修会を持つことにしました。研修会は，前年度に実施した調査結果の報告とともに，個別事例のメンタルヘル

スケアと職場ストレスのマネジメントの方法についての基礎的な知識を，事業者と一般の職員に持ってもらうことを目的としました。

平成22年度末（平成23年3月）には，翌年度に向けて個別のメンタルヘルス不調者に関連する要因の検討を主たるテーマに調査を行うこととしました。はじめに記したように，相談があった時点で市側の問題意識はむしろこの点にありました。順序は逆になりましたが，遠回りではあってもメンタルヘルスについての基本的な知識と当該職場の実態を把握認識したうえで，個別事例への対応の体制整備や個別ケアについての支援を行うことが，問題解決にはより有効であると考えたためでした。

3）平成23年度

1年目は事業所の平均的なストレス状況を，2年目にはメンタルヘルス不調の発生と関連する要因の検討について，調査票による調査を行いました。またこの間，職場のメンタルヘルスについて管理職や職員向けの研修を実施して，基礎的な関連知識の普及啓発に努めました。3年目は，前年度末に実施した調査結果を集約して報告書[13]を作成するとともに，再度研修会を開催して，より進んだ次元での知識の普及・啓発に努めました。前年度末に実施した調査では，メンタルヘルス不調に関連する要因としてメンタルヘルス指針のなかでも取り上げられている「ストレス−脆弱性理論」に基づいて，職場要因と脆弱性に代表される個人要因について，それぞれがどの程度の大きさでメンタルヘルス不調と関連しているかを検討しました。

さらに，3年目に付加された新たなテーマは，個別のメンタルヘルス対応についての事業所と大学の間の連携についてでした。メンタルヘルス不調に陥った，あるいはそうした兆候がみられる職員に対し個々の職場でどのように対応すればよいかに

ついて，専門知識を持つ大学の教員との間でどのような有機的な連携を形づくることができるかが課題となります。事業所にとって最も端的なメンタルヘルス対策であり，大学側にとっては地域連携のあり方の問題と捉えることができます。

4．まとめ

本書は，ある自治体における職員のメンタルヘルス対策を，近隣の大学が地域連携として専門知識を有する人的資源を用いて支援するプロジェクトについて，モノグラフ的に記す構成になっています。

調査編 ── 第2章で職場における平均的ストレス度に関する平成21年度調査，第3章ではメンタルヘルス不調者に関連する要因を検討した平成22年度調査を取りあげました。この2つの章では，前半部分で各調査結果についての具体的な説明，後半部分で平成21年度調査に関しては正規雇用労働者のメンタルヘルスとジェンダーという視点から，また平成22年度調査に関しては職場ストレスおよび個人の脆弱性とメンタルヘルス不調を「ストレス-脆弱性理論」の視点から，それぞれより研究色の濃い分析や検討を行って論述しました。

実践編 ── 第4章では，事業所で開催したメンタルヘルス研修会の内容を資料として紹介しています。さらに近年は，主に対人コミュニケーションに困難がある自閉症スペクトラム障害や注意欠陥多動性障害などの発達障害が，社会問題や教育問題として話題に上ることが増えていますが，それは職場においても例外ではないため，発達障害の特性と職場における発達障害への対応を第5章に独立させて記載しました。

最後の章（第6章）では，このプロジェクトをまとめるなかで，大学の教員が個別の事例に対応する「心の健康相談室」に触れ，

また，事業所と大学との連携，大学の地域貢献のあり方についても記述しました。

　大学には多様な専門知識を持つ研究者が在籍しています。これらの人材が学部の壁を越えてチームを形成することによって，ともすれば個々の学部，専門領域に限定されがちな職場のメンタルヘルス問題へのアプローチが，より多様な参加者を得て，柔軟で新たな展開を指向するようになることが期待できるのではないでしょうか。

引用文献

1) 厚生労働省（労働基準局安全衛生部労働衛生課）：労働者の心の健康の保持増進のための指針．2006.
2) 厚生労働省：心の耳（ホームページ）．
   http://kokoro.mhlw.go.jp/glossary/mentalhealth.html
3) Karasek R, Theorell T：Healthy Work. BasicBook, 1999.
4) Kuper H, Marmot M：Job-strain, job demands, decision latitude, and risk of coronary heart disease within the Whitehall II study. J Epidemiol Community Health 57：147-153, 2003.
5) Cooper CL, Liukkonen P, Cartwright S：Stress prevention in the work place. European Foundation for the Improvement of Living and Working Conditions, 1996.
6) 産業医学振興財団：メンタルヘルスケア実践ガイド＜第2版＞．産業医学振興財団，2008.
7) 厚生労働省：精神障害等の労災認定に係る専門検討会報告書．1999.
8) 労働調査会：精神障害等の労災認定－「心理的負荷による精神障害等に係る業務上外の判断指針」の詳解．2009.
9) 厚生労働省：当面のメンタルヘルス対策の具体的推進について．2009.
10) Hurrell JJ, McLaney MA：Exposure to job stress：A new psychometric instrument. Scand J Work Environ Health 14：27-28, 1988.
11) Goldberg D：The detection of psychiatric illness by questionnaire：A technique for the identification and assessment of non-psychiatric illness. Maudsley Monograph No.21. Oxford University Press, 1972.
12) 福井県立大学職場のメンタルヘルス研究推進チーム：平成21年度調査結果報告書．2010.
13) 福井県立大学職場のメンタルヘルス研究推進チーム：平成22年度調査結果報告書．2011.

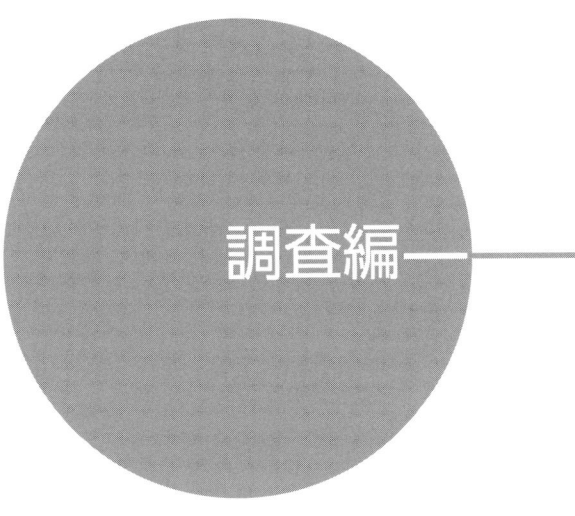
調査編

第2章 職場における平均的ストレス度についての調査 ——平成21年度——

1．平成21年度調査のまとめ

1）調査の目的

　平成12（2000）年以降，従業員のメンタルヘルス不全や自殺が事業者の「安全配慮義務」の対象となり，各事業者がメンタルヘルス対策に取り組まざるを得なくなってきました。その対策の効果として，平成22（2010）年ころから一般企業の「心の病」に歯止めがかかりつつあるといわれています[1)～3)]。

　しかし，自治体の職員を対象としたメンタルヘルスの取り組みの調査では，自治体での「心の病」は増加傾向にあることが示され，1,000人以上，3,000人以上の規模の自治体は，同じ規模の企業と比較して大きく増加傾向にあり，今後も増加傾向であると予測されています[4) 5)]。

　厚生労働省では，平成18（2006）年に「労働者の心の健康の保持増進のための指針」を策定し，セルフケア，ラインによるケア，事業場内産業保健スタッフによるケア，事業場外資源によるケアなどの計画を，原則的な実施方法として提示しています[6)]。しかしこれはあくまで原則的な指針で，各事業所に適した心の健康対策を行うには，個々の職場の心の健康状態やストレスの特徴，労働者の特徴などに合わせた方略を考える必要があります。

　米国国立職業安全保健研究所（National Institute for Occupational Safety and Health：NIOSH）が示した職業性ストレスモデルでは，ストレス反応の持続が健康障害の発生につながり，そこには個人の要因，仕事外要因，緩衝要因などが影響すると

いいます[7]。その集団に特有なストレスや要因の特徴を把握するためには，該当集団のストレス状況を平均との比較で把握することや，ストレス度に影響している要因の検討を行う必要があります。そこで職員のストレス状況を多面的に測定し，職場要因との関連を分析することを目的として，調査を実施しました。

2）調査方法

調査方法は無記名によるアンケート調査とし，調査票は各課を通じて全職員に配布しました。職員が各自で回答用紙に記入後，添付の封筒に密封し，職場に設置された回収箱に投函する方法で回収しました。投函された回答票は，開封することなく大学のプロジェクトチームに送付されることにしました。

調査内容は，POMS（Profile of Mood Status）短縮版による「気分や感情の状態」，うつ病の診断基準を手がかりにした「うつ傾向」の有無，悩みの有無と悩みの内容，時間や経済に関するゆとりの有無，個人背景として雇用形態，職位，年齢，性別などとしました。POMSは米国で開発された一時的な気分や感情の状態を測定する尺度で，オリジナルは65項目の質問から構成されていますが，この調査では対象者の負担感を軽減して短時間で測定できる短縮版を用いました。

各質問項目について「まったくなかった（0点）」から「非常に多くあった（4点）」の5段階で回答してもらい（注：項目26だけは逆転項目），それぞれ5つの項目から成る「緊張－不安（緊張および不安感）」「抑うつ－落ち込み（自信喪失を伴った抑うつ感）」「怒り－敵意（敵意と怒り）」「活気（元気さ，躍動感ないし活力）」「疲労（意欲や活力の低下・疲労感）」「混乱（思考力低下・当惑）」の6つの気分尺度それぞれに合計得点を計算しました。「活気」は得点が高いほど，他は低いほど気分が良好であることを表しています。「活気」以外の5尺度

の得点の合計から,「活気」得点を差し引いたものを全体の気分の状態(Total Mood Disturbance:TMD)とするものです[8]。

「うつ傾向」には,米国精神医学会の「精神疾患の分類と診断の手引(DSM)」に,「大うつ病エピソードの診断基準」としてあげられている9項目を用いて,該当するかどうかを質問しました。本来この項目は,精神科専門医が患者診察でうつ病か否かの診断に用いるためのものです。時には,精神科専門医以外の医師や医療スタッフがうつ病をスクリーニングする目的で,自己記入式質問票として用いられています。その際には,9項目のうち5つ以上が過去2週間存在し,しかもそのうち1つに「抑うつ気分(質問項目1)」もしくは「興味または喜びの消失(質問項目2)」が存在した場合に,うつ病を疑うとされています[9]。

調査は,平成22年3月の中旬から下旬に行いました。個人の調査票には,個人宛の調査協力依頼用紙を添え,研究目的,調査は無記名で個人が特定できないように配慮すること,研究への協力は自由意思であり,協力しなくても不利益をこうむらないこと,データは研究目的以外には使用しないことなどの倫理的配慮について記載しました。

3) 調査結果
(1) 対象組織の職員構成の特徴

478名の全職員に配布し,466人の方から回答を得ました(回収率97.5%)。

回答者は男性230名,女性226名,無回答は10名で,男女ほぼ同数でした(図1)。年代別にみると,20代45名,30代135名,40代95名,50代147名,60歳以上28名,無回答16名でした(図2)。

雇用形態でみると正規職員は全体の68.3%,非正規職員(嘱託,臨時)は約30%でした(図3)。

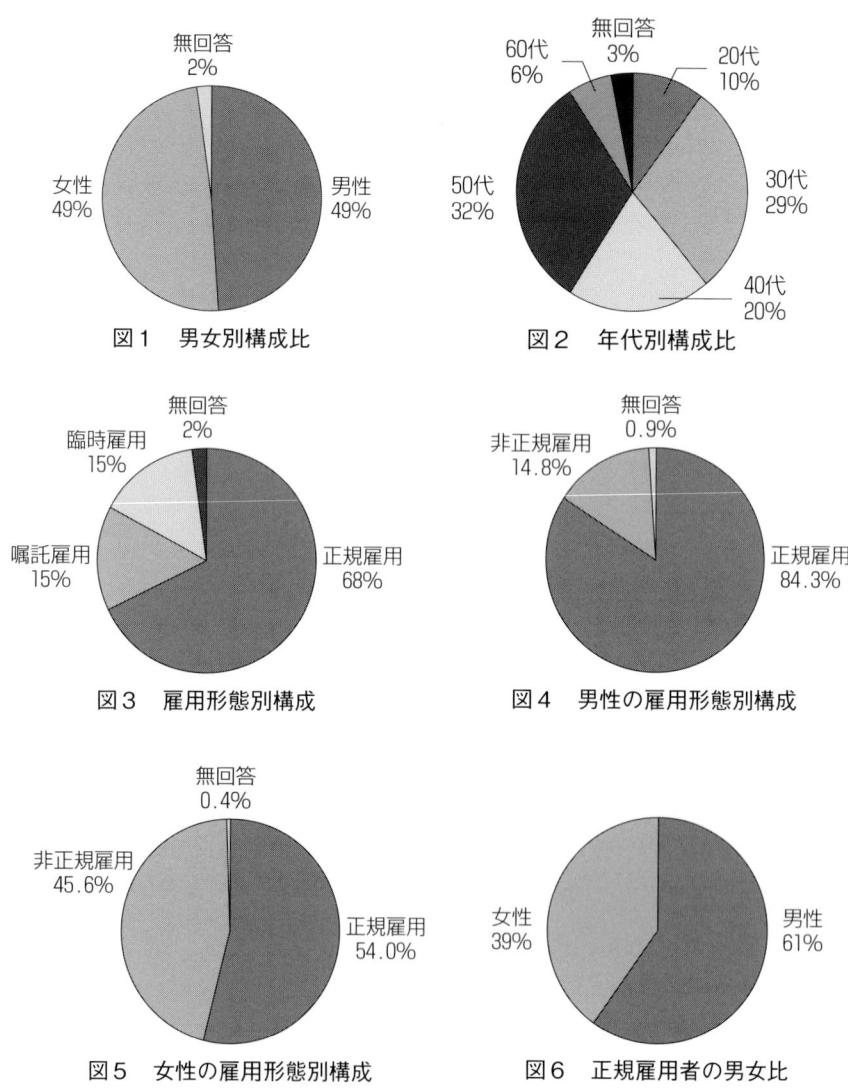

図1 男女別構成比

図2 年代別構成比

図3 雇用形態別構成

図4 男性の雇用形態別構成

図5 女性の雇用形態別構成

図6 正規雇用者の男女比

　性別でみると，男性の正規職員（図4）は230名中84.3％の194人，女性（図5）は226名中54.0％の122人，正規職員内の男女の比率はほぼ6：4と，男性のほうが多い組織です（図6）。
　男女別に正規雇用者と非正規雇用者の年代別比率をみると

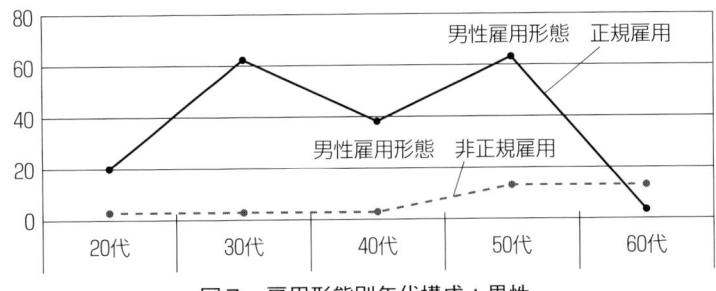

図7　雇用形態別年代構成；男性

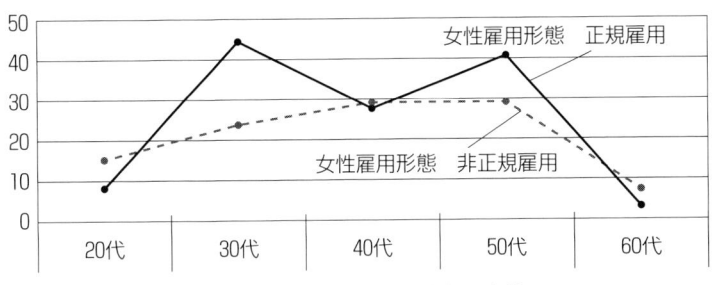

図8　雇用形態別年代構成；女性

（図7,8），男性の非正規雇用者は50代，60代が多いのに比べて，女性の非正規雇用者は30〜50代に多いことが特徴と思われました。

　なお，地方自治体における「正規」「非正規」の区分については表1をご参照ください。本調査では「臨時」および「嘱託（再任用含）」を合わせ，「非正規」としています。

（2）メンタルヘルスの特徴
① POMS尺度からみたメンタルヘルス

　職員のメンタルヘルスの状態をPOMSの尺度得点から検討しました。この尺度には，健康な一般男性と一般女性の大規模集団から得られた平均値と，専門医の受診を考える得点，他の訴えと合わせて専門医を受診させるか否かを判断する目安が示

表1　地方公務員の類型

職区分	類型	採用の種類	任期	勤務形態	職務・期間・その他
一般職	正式採用	地公法17条	期限なし	常勤	いわゆる「正規職員」
				非常勤	非常勤職員には定年制が適用されず，法令上，想定されないが，実態上は不明。
			期限あり。労基法より最長3年。	常勤	→ 一般任期付法4条
				非常勤	法の趣旨からは補助的業務
	臨時採用	地公法22条	期限あり。期間6月で更新1回	常勤	①緊急の場合，②臨時の職に関する場合，③任用候補者名簿がない場合。常勤が原則。
				非常勤	
		地公育児休業法6条1項2号	1年以内	常勤	代替される育児休業取得者の請求期間
	再任用	地公法28条の4	期間1年。原則，65歳まで更新可	常勤	本格的かつ恒常的業務
		地公法28条の5		短時間	本格的かつ恒常的業務
	任期付	一般職任期付職員採用等に関する法律4条	期間3年から5年	常勤	①一定期間内に業務終了が見込まれる場合 ② 一定の期間に限り業務量が増加が見込まれる場合
		同上5条	期間3年から5年	短時間	上記の①，②の場合，③対住民サービスを向上する場合，④部分休業を取得した職員に代替する場合
		地公育児休業法6条1項1号		常勤	代替される育児休業取得者の請求期間
特別職		地公法3条3項3号	期限あり。労基法より最長3年。	非常勤	専門性・非専務制，法の趣旨からは補助的業務

されています[8]。比較のために男女それぞれのPOMS得点表の下部に目安の得点を示しました。

職員全体の平均（表2）は，「怒り－敵意」以外の「緊張－不安」「抑うつ－落ち込み」「疲労」「混乱」の項目で，健康な男性の

表2　POMS得点　職員全体の平均

	緊張-不安	抑うつ-落ち込み	怒り-敵意	活気	疲労	混乱	TMD
平均値	7.4	4.4	4.8	6.6	7.7	6.9	24.8
標準偏差	4.9	4.1	4.0	3.8	5.2	3.6	19.9
最小値	0	0	0	0	0	0	-17
最大値	20	20	20	20	20	20	100
n	449	440	448	441	452	451	414

POMS：Profile of Mood Statesの略，TMD：Total Mood Disturbanceの略

表3　POMS得点　男性職員の平均

		緊張-不安	抑うつ-落ち込み	怒り-敵意	活気	疲労	混乱
平均値（n=221～225）		7.9	4.6	4.7	6.5	7.8	7.2
標準偏差		5.2	4.2	4.1	3.9	5.4	3.8
健康な男性の平均	平均値	6.9	3.8	4.9	9.5	6.7	5.6
	標準偏差	4	3.7	3.8	4.2	4.7	3.1
	専門医の受診を考慮	≥17	≥13	≥15		≥19	≥14
	他の訴えと合わせ判断	≥11	≥8	≥9	≤5	≥12	≥9

※ 数字の網は薄いほうが状態が良いことを示している（表3～表7）

平均値より高く，「活気」は低い値を示しました。

男性職員のPOMS得点の平均値（表3）は「怒り-敵意」と「活気」以外の得点が，健康な男性の平均より高い値を示し，「活気」の得点の平均値はかなり低い値を示していました。女性のPOMS平均値（表4）は，健康な女性の平均と大きな差はみられませんが，「混乱」得点がやや高く，「活気」がやや低い値を示しました。つまり男性職員は，健康男性の平均より不健康な状態を示しており，一方女性職員は，「混乱」以外は健康女性の平均値より良好な健康状態にあると思われます。

雇用形態別にPOMS平均値をみると（表5），「活気」以外

表4　POMS得点　女性職員の平均

		緊張－不安	抑うつ－落ち込み	怒り－敵意	活気	疲労	混乱
平均値（n＝215〜223）		6.9	4.2	4.9	7.5	6.8	6.8
標準偏差		4.5	4.0	3.9	5.1	3.7	3.4
健康な女性の平均	平均値	7.1	4.5	5	8.7	7.6	5.6
	標準偏差	4.5	4.2	4	4.3	5	3.3
	専門医の受診を考慮	≧18	≧15	≧15	20		≧14
	他の訴えと合わせ判断	≧12	≧9	≧9	≦4	≧13	≧9

表5　POMS得点　雇用形態別平均（全体）

	緊張－不安	抑うつ－落ち込み	怒り－敵意	活気	疲労	混乱	TMD
正規雇用	8.2	4.8	5.3	6.5	8.6	7.4	27.9
非正規雇用	5.7	3.5	3.7	6.9	5.6	5.9	17.8
	**	**	**	**	**	**	**

有意確率　**p＜0.01

の尺度の平均点で，正規雇用職員のほうが有意に高い平均値を示しました。さらに，男女の雇用形態別POMS平均値の差異（表6，表7）をみると，男性の正規雇用職員のPOMS得点は「活気」尺度以外のすべての得点で健康な男性の平均よりも高い値を示し，「活気」は低い値を示しています。また「活気」以外の尺度の平均点が，非正規雇用職員よりも有意に高い値を示し，「活気」尺度は逆に有意に低い値を示しています。一方男性の非正規雇用職員のPOMS得点は，「活気」尺度以外で健康な男性の平均点より良好な値を示しています。

女性の正規雇用職員のPOMS得点も男性と同様に「活気」尺度以外のすべての尺度で健康な女性の平均値よりも高い値を示し，「活気」は低い値を示しています。また，「活気」尺度以

表6　POMS得点　男性職員の雇用別平均

	緊張－不安	抑うつ－落ち込み	怒り－敵意	活気	疲労	混乱	TMD
正規雇用	8.5 **	4.9 *	5.0 *	6.2 **	8.4 **	7.5 **	28.6 **
非正規雇用	4.8	3.3	3.4	8.4	4.6	5.2	12.9
健康な男性の平均	6.9	3.8	4.9	9.5	6.7	5.6	

有意確率　＊p＜0.05　＊＊p＜0.01,　POMS：Profile of Mood Statesの略，TMD：Total Mood Disturbanceの略

表7　POMS得点　女性職員の雇用別平均

	緊張－不安	抑うつ－落ち込み	怒り－敵意	活気	疲労	混乱	TMD
正規雇用	7.7 **	4.7 *	5.7 **	7.0	8.8 **	7.3 **	27.2 **
非正規雇用	6.0	3.6	3.8	6.4	5.9	6.1	19.5
健康な女性の平均	7.1	4.5	5.0	8.7	7.6	5.6	

有意確率　＊p＜0.05　＊＊p＜0.01

外はすべてで非正規雇用職員より有意に高い得点を示しています。一方，女性の非正規雇用職員のPOMS得点は，「活気」と「混乱」尺度以外で健康な女性の平均点より良好な値を示しました。つまり，この自治体の正規雇用職員は，一般的な健康状態および非正規雇用の職員よりメンタルヘルス不良にあるといえます。

これらのことから，この自治体の正規雇用職員においては仕事の役割や責任の負担が大きく，それがメンタルヘルス不良に関与していると考えられます。女性職員全体のPOMS得点が良好であったのは，そういった雇用形態の違いが一因と考えられます。これらのことから，職員に占める非正規職員率が増加すれば，業務負担の偏りにより，正規職員のメンタルヘルス不全がより顕著となることが予測されます。

② うつ病の疑いの検討

うつ病の診断基準9項目への回答を合計し、「抑うつ気分」もしくは「興味または喜びの消失」を含んで5点以上の該当者は12名（図9）、これは有効回答者（466人）の2.5％に該当します。また、約半数の243名が無回答でした。

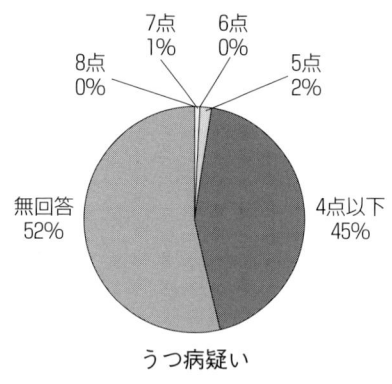

図9　うつ病の診断基準得点別度数

この質問項目は、9項目中6項目が過去2週間の間で「ほとんど毎日、ゆううつで仕方がない」や「ほとんど毎日、眠れない」などうつ病で見受けられる症状があったか否かを尋ねる内容であり、残り3項目は「死んだほうが楽だと考える」など極端な精神状態について尋ねる内容であるため、該当者が少なく、無回答者が増えたと思われます。逆に、この項目に該当すると回答したことは、2週間にわたってうつ病でみられる症状の継続を自覚していることを示しています。

ただ、今回はあくまで無記名の自己記入であり、その程度や内容について個別的専門的な検討はなされておらず、日常生活や社会生活への支障の有無や程度もわかりません。さらに他の状況の影響や身体的な病気が生じている可能性もあり、この回答だけをもってうつ病傾向との判断はできません。

そこで、5点以上の「うつ病疑い」群と4点以下の「非該当」群における、POMS尺度得点の平均値の比較を行いました（表8）。「うつ病疑い」群では、「活気」以外の得点が高く、「活気」尺度の得点は低い値を示しました。男女別に「うつ病疑い」群と「非該当」群での比較を行うと（表9、表10）、男性の「う

表8 「うつ病疑い」群と「非該当」群のPOMS尺度平均値

		緊張-不安	抑うつ-落ち込み	怒り-敵意	活気	疲労	混乱	TMD
うつ病疑い	うつ病疑い (n=12)	14.8 **	13.2 **	10.1 **	2.3 **	15.2 **	13.3 **	62.5 **
	非該当 (n=191〜206)	9.7	5.9	5.9	5.8	10.7	8.5	35.2

有意確率 **p<0.01，POMS：Profile of Mood Statesの略，TMD：Total Mood Disturbanceの略

表9 「うつ病疑い」群と「非該当」群のPOMS尺度平均値（男性）

		緊張-不安	抑うつ-落ち込み	怒り-敵意	活気	疲労	混乱
うつ病疑い	うつ病疑い (n=9)	16.6 **	14.6 **	11.6 **	1.2 **	17.0 **	14.7 **
	非該当 (n=104〜110)	10.0	5.9	5.7	5.8	10.5	8.4
健康な男性の平均	平均値	6.9	3.8	4.9	9.5	6.7	5.6
	専門医の受診を考慮	≧17	≧13	≧15		≧19	≧14
	他の訴えと合わせ判断	≧11	≧8	≧9	≦5	≧12	≧9

有意確率 **p<0.01

表10 「うつ病疑い」群と「非該当」群のPOMS尺度平均値（女性）

		緊張-不安	抑うつ-落ち込み	怒り-敵意	活気	疲労	混乱
うつ病疑い	うつ病の疑い (n=3)	9.3	9.0	5.7	5.3	10.3	9.0
	非該当 (n=87〜97)	9.3	6.0	6.3	5.7	10.9	8.5
健康な女性の平均	平均値	7.1	4.5	5.0	8.7	7.6	5.6
	専門医の受診を考慮	≧18	≧15	≧15		20	≧14
	他の訴えと合わせ判断	≧12	≧9	≧9	≦4	≧13	≧9

つ病疑い」群ではいずれの尺度でも平均値が"他の訴えと合わせて受診を勧めるかを判断する目安"より高く,「抑うつ－落ち込み」「混乱」尺度では,専門医の受診を考慮する目安の値を示しました。女性は,「抑うつ－落ち込み」と「混乱」の尺度で"他の訴えと合わせて受診を勧めるかを判断する目安"と同等に高く,それ以外の尺度も健康な女性の平均よりも高い値でした。

これらのことから,うつ病診断基準に該当した職員に対して,専門医療機関の受診を促すなどの支援を考える必要があると思われました。

③悩みの有無および内容と精神的健康状態の検討

悩みの有無の割合を図10に示しました。悩みがあると答えたのは297名（63.7％）で,全体の64％の人が何らかの悩みを持っていることが明らかになりました。

悩みの有無でのPOMS尺度の平均値の比較を行いました（表11）。「悩みあり」群のPOMS尺度の平均値は,「悩みなし」群と比べると全尺度で有意差がみられ,「活気」は低く,それ以外は高い値でした。「悩みあり」群の平均値は,健康な男性および女性の平均値と比較しても,「活気」尺度は低く,それ以外はいずれの尺度も高い値を示しており,メンタルヘルス不良の状態にあると思われます。

悩みがあると回答した人を対象に,悩みの内容について回答を求めると,「勤務問題」について悩みがあると回答した人は155名で,悩みの種類のなかで最も多く,全体の約3分の1を占めていました（図11）。次に多かったのは,「家庭問題」と回答した人で120人,全体の4分の1を占め

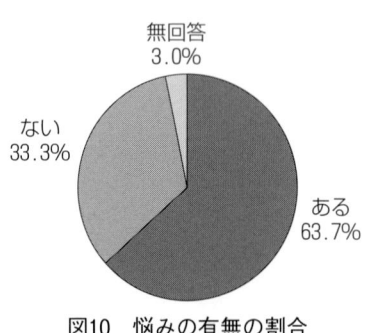

図10　悩みの有無の割合

表11 「悩み」あり群となし群のPOMS平均値

	緊張－不安	抑うつ－落ち込み	怒り－敵意	活気	疲労	混乱	TMD
あり (n=271〜291)	8.7 **	5.4 **	5.6 **	6.2 **	9.0 **	7.7 **	30.2 **
なし (n=136〜153)	5.1	2.5	3.5	7.4	5.2	5.5	14.4

有意確率 ** p＜0.01，POMS：Profile of Mood Statesの略，TMD：Total Mood Disturbanceの略

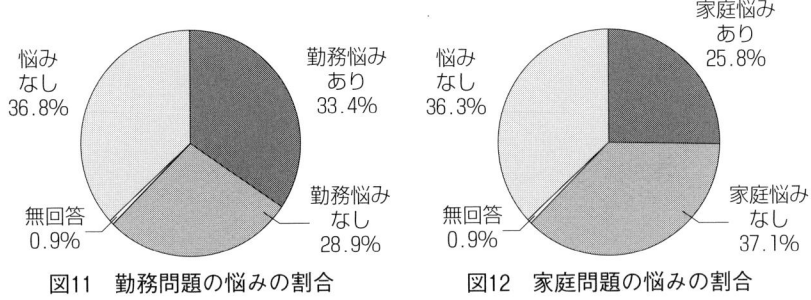

図11 勤務問題の悩みの割合　　図12 家庭問題の悩みの割合

ていました（図12）。「健康問題」と「経済・生活問題」に悩みがあると答えた人は，それぞれ80名程度でした。

さらに悩み別でのPOMS尺度の平均値の比較（表12，表13）を行うと，男性の「勤務の悩み」あり群のPOMS尺度の平均値は，「活気」以外はなし群より有意に高い得点を示しており，「勤務の悩み」あり群の平均値は「抑うつ－落ち込み」以外の尺度は"他の訴えと合わせて専門医の受診を判断する目安"に近いかそれ以上の値を示していました。一方，女性も平均値に有意差がみられ，男性同様「勤務の悩み」あり群のほうが有意に高い値でした。つまり，勤務問題での悩みあり群はなし群に比べて，男女とも「活気」以外のPOMS得点が有意に不健康を示しているといえます。

男性の勤務問題に悩みがある群の平均値は，「緊張－不安」

表12 「勤務の悩み」あり群となし群の平均値（男性）

		緊張－不安	抑うつ－落ち込み	怒り－敵意	活気	疲労	混乱	TMD
勤務の悩み	あり(n＝81〜84)	11.7 **	7.0 **	6.3 **	6.2	11.2 **	9.6 **	39.3 **
	なし(n＝48〜54)	7.1	4.0	4.4	6.1	7.1	6.3	23.0

有意確率　＊＊p＜0.01

表13 「勤務の悩み」あり群となし群の平均値（女性）

		緊張－不安	抑うつ－落ち込み	怒り－敵意	活気	疲労	混乱	TMD
勤務の悩み	あり(n＝64〜70)	8.9 **	6.0 **	6.3 *	6.1	9.9 **	8.1 **	33.3 **
	なし(n＝71〜77)	6.3	3.9	4.9	6.6	7.2	6.5	21.8

有意確率　＊p＜0.05　＊＊p＜0.01

と「混乱」の平均値が"他の訴えと合わせて専門医を受診する判断"の目安よりも高得点を示していたことから，勤務問題に悩みがある男性職員は，緊張や不安が高く混乱しやすい状況にあり，仕事の遂行に支障をきたす可能性をうかがわせます。女性の勤務問題に悩みを持つ群の平均値は，受診を検討する目安よりはかなり低い値ですが，悩みがない群よりは有意に不健康な値を示し，健康な女性の平均値よりはすべての値が不健康を示していました。

　これらのことから，職員の精神的健康に影響を与える勤務問題に関して，まずはその詳細をさらに把握する必要があり，問題の内容に応じた対策を検討していく必要があると思われます。

　その他の悩みの有無においては，POMS尺度の平均値に差はみられませんでした。

表14 ゆとりとPOMS尺度得点との関連

		緊張－ 不安	抑うつ－ 落ち込み	怒り－ 敵意	活気	疲労	混乱	TMD
時間的な ゆとり	相関係数 有意確率 n	.31** <.001 437	.25** <.001 429	.29** <.001 437	-.11* .024 430	.34** <.001 441	.28** <.001 440	.37** <.001 403
経済的な ゆとり	相関係数 有意確率 n	.08 .110 436	.10* .040 428	-.01 .878 436	-.16** .001 429	.11* .016 440	.07 .128 440	.12* .012 403

有意確率　＊ $p<0.05$　＊＊ $p<0.01$，POMS：Profile of Mood Statesの略，TMD：Total Mood Disturbanceの略

④ゆとりのレベルとPOMS尺度との関連の検討

　　　　時間と経済的なゆとりについて，5段階の順序尺度で質問を行い，POMS尺度の得点との相関関係をみました（表14）。時間的なゆとりは「活気」尺度以外のすべての尺度の得点と弱い正の相関がみられました。経済的なゆとりは，どの尺度とも関連は認められるものの，関連性は小さいものでした。

　　　　このことから，経済的ゆとりよりも時間的ゆとりのなさが，職員のメンタルヘルスに影響していると考えられます。自治体のメンタルヘルスの調査でも，職場環境の変化に対して94.6％が「1人当たりの仕事量がかなり増えている」と答え，71.8％で「個人で仕事をする機会が増えている」，52.4％で「職場でのコミュニケーションの機会が減っている」という結果が示されており[4]，時間的ゆとりのなさが，職員のメンタルヘルスの悪化を招いていると思われます。前述の勤務問題の悩みの内容には，この「時間のゆとり」も含まれているとも推察されます。

⑤職位のメンタルヘルスに影響する要因の検討

　　　　職位別にPOMS尺度の平均値を比較してみました（表15）。「活気」尺度以外はすべて主任級が一番高い平均値を示しました。

表15　職位別でのPOMS尺度の平均値表

	度数	緊張-不安	抑うつ-落ち込み	怒り-敵意	活気
部長級	9	8.1	4.2	3.8	8.4
課長級	16	9.3	4	5	5.8
主幹級	44	8.4	4.8	5.5	6.4
主任級	49	9.5	6.4	5.9	6.1
主査級	78	8.1	4.3	5.3	6.4
主事級	65	8.1	5	5.1	6.8
技能労務職	47	6.5	3.7	4.7	7.2
その他	133	5.7	3.5	3.7	6.8
F値有意水準		**	**	**	

	度数	疲労	混乱	TMD
部長級	9	7.6	5.9	21.9
課長級	16	7.9	7.1	28.2
主幹級	44	7.8	7.4	28.1
主任級	49	10.6	8.6	35.3
主査級	78	8.5	7.5	26.7
主事級	65	9	7.7	28.2
技能労務職	47	6.8	6	20.2
その他	133	5.6	5.9	17.8
F値有意水準		**	**	**

有意確率　＊ $p<0.05$　＊＊ $p<0.01$

　そして「抑うつ-落ち込み」「疲労」「混乱」尺度で2番目に高い得点を示したのは主事級でした。
　職位別の平均値の差の分析では「活気」尺度以外は，すべて職位間で有意差を認めました。職位で平均値に有意差があるかを多重比較すると，「不安-緊張」は主任，主査，主事とその他の間に有意差がみられました。「抑うつ-落ち込み」は主任と技能労務職およびその他との間に有意差があり，「怒り-敵意」は主任とその他の間で有意差がみられました。「疲労」と「混乱」は，主任と技能労務職およびその他の間，さらに主査級とその他の間に有意差を認め，TMDは主任と技能労務職および

その他との間，主査，主事とその他の間に有意差がみられました。

このことから，職位では主任級のPOMS得点が一番不健康な値を示しており，次に主事級の平均値が不健康な値を示す尺度が多いといえます。主任級や主事級の平均点は，技能労働者やその他の一般職との有意差がみられる尺度が多く，主任級あるいは主事級のメンタルヘルスの不健康が示唆されました。

いわゆる"サンドイッチ症候群"が想像されますが，職場の制度変化や業務内容の高度化・複雑化，社会からの要求増加，あるいは現代日本人のメンタリティの変化など，昨今の職場をめぐる諸事情が，中間管理職の負担をより過剰とさせているのかもしれません。この職位に関する課題を明らかにし，そのメンタルヘルス対策を充実させることが必要と考えられました。

4）まとめ

今回の調査では，この自治体職員のなかで嘱託や臨時職員より正規雇用職員にメンタルヘルスの不健康がみられ，回答者の2.5％の職員が専門医を受診することが望ましい程度の不健康さを抱えていることが明らかになりました。

また，勤務問題に悩みを抱えている職員，時間的ゆとりがない職員，とくに主任，主事級の職員に対するメンタルヘルス対策の必要性が明らかになりました。

引用文献

1）太田保之，稲岡宏之，田中悟郎：職場のメンタルヘルスの現状と問題点．保健学研究　21（1）：1-10, 2008.
2）社会経済生産性本部メンタル・ヘルス研究所：2010年版産業人メンタルヘルス白書．第5回メンタルヘルスへの取り組みに関する企業アンケート調査結果．pp.1-12, 2010. http：//www.js-mental.org/
3）社会経済生産性本部メンタル・ヘルス研究所：2008年版産業人メンタルヘルス白書．第4回メンタルヘルスの取り組みに関する企業アンケート調査結果．pp.1-5, 2008. http：//www.js-mental.org/

4) 社会経済生産性本部メンタル・ヘルス研究所：2007年版産業人メンタルヘルス白書．メンタルヘルスの取り組みに関する自治体アンケート調査結果．pp.1-6, 2007. http://www.js-mental.org/
5) 井奈波良一，日置敦巳：自治体における安全衛生管理活動の実態．日本職業・災害医学会会誌 55（1）：39-48, 2006.
6) 厚生労働省（労働基準局安全衛生部労働衛生課）：労働者の心の健康の保持増進のための指針．2006.
7) Hurrell JJ Jr, McLaney MA：Exposure to job stress - a new psychometric instrument. Scand J Work Environ Health, 14 (suppl1)：27-28, 1988.
8) 横山和仁：POMS短縮版手引きと事例解説．金子書房，pp.2-9, 2005.
9) ハロルド I.カプラン，ベンジャミン J.サドック：カプラン臨床精神医学テキスト DSM-IV診断基準の臨床への展開．メディカル・サイエンス・インターナショナル，pp.280-283, 1999.

2. 正規雇用労働者のメンタルヘルスとジェンダー

1) はじめに

　経済活動のグローバル化にともない，雇用の流動化が急速に進んでいます。バブルの崩壊以降，年功序列や終身雇用に代表される日本の雇用慣行は衰退し，正規雇用の派遣・契約といった非正規雇用への置き換えが目立つようになってきました。なかでもロストジェネレーションと呼ばれる世代は，こうした雇用調整の波に直撃されることになりました。

　戦後の日本では，企業戦士の夫とそれを支える家事専業の妻からなる「男性片働きモデル」が定着し，それに伴い「男は仕事，女は家庭」という性別による役割分業が固定化していきました。こうした状況は雇用の流動化によって一変し，現在では若年層を中心に，男性の片働きで安定的に十分な収入を確保することが困難になってきています。総務省の「労働力調査」のデータをみても，1992年以降（1995年を例外として），「男性雇用者と無業の妻からなる世帯」の数を「雇用者の共働き世帯」の数が上回っており，共働き世帯が多数派を占めるようになってきています[1]。

しかしながら，こうした働き方の実態の変化に意識面での変化が追いついているかといえば，そうではなさそうです。依然として，固定的な性別役割分業意識は根強く残っています。生涯未婚率は増加の一途をたどっていますが，その一因として，結婚相手の条件として，女性は男性に経済力を，男性は女性に家事の遂行を期待し続けていることがあげられます[2]。男性の側からすれば，安定的で高い経済力を求められても，多くの若者はそうした条件を満たすことが困難です[3]。女性の側からすれば，結婚後も働き続けなければならないことが目にみえているのに，男性に相応の家事分担を期待できないとすれば，結婚に二の足を踏みたくもなるでしょう。

　現在の日本は，雇用をめぐる現実面での変化に意識の変化が対応しきれていない過渡期の状態にあると考えられ，そのためにいろいろな問題が生じています。働き盛りの男性の自殺率の高さは，周囲から寄せられる稼ぎ手としての期待とそれに呼応して形成されてきたアイデンティティの在り方，正規雇用からこぼれ落ちないために過剰労働を引き受け続けなければならない状況などと結びついています[4]。未婚率の上昇や少子化の進行は，賃労働に加え，家事も育児も介護もその大部分を女性が負担しなければならず，最終的な責任を問われるのもまた女性であるという，女性の多重負担の状況と結びついています。

　ここでは，平成21年度調査をジェンダーの視点で分析することによって，正規雇用の労働者のメンタルヘルスに影響する要因が男性と女性でどのように異なっているのか，あるいは異なっていないのかを明らかにしていきたいと思います。

　メンタルヘルスの状態を評価する尺度として用いたPOMS（Profile of Mood States）短縮版は，一時的な気分や感情の状態を測定する尺度です。30項目の質問に対して，「まったくなかった（0点）」から「非常に多くあった（4点）」の5段階で

回答してもらい，それぞれ5項目からなる「緊張-不安」「抑うつ-落ち込み」「怒り-敵意」「活気」「疲労」「混乱」の6つの気分尺度の合計得点を算出します。「活気」は得点が高いほど，他は低いほど気分が良好であることを表します。「活気」以外の5尺度の得点の合計から，「活気」の得点を差し引いたものをTMD（Total Mood Disturbance）得点と呼びます。

2）働き方とメンタルヘルス

まず正規と非正規（嘱託・臨時）といった雇用形態の違いでみると，分析の対象となる自治体では正規雇用が68.2%，非正規雇用が29.8%と，ほぼ3分の1が非正規雇用で働いています。性別でみると，非正規雇用の割合は男性では14.9%と2割に満たないのに対し，女性では45.8%とほぼ半数近くを占めています。年代別にみると，非正規雇用が若年層に偏っているわけではなく，すべての年代に分布しています。正規雇用と比較すると，30代で少なく，60歳以上で多くなっています（図13）。

POMS得点の平均値を雇用形態によって比較したものが表16です。「活気」以外のすべての項目で正規雇用の職員の得点が有意に高く，これは非正規雇用に比べて気分状態が良好ではないということを表しています。

現在日本では，若年層を中心に非正規雇用が増加していることは社会問題にもなっており，とくに若者の場合，非正規の働き方は，相対的な剥奪感や社会的な承認の不全感に結びつきやすく，ストレスを亢進させる要因になると考えられます。にもかかわらず本調査で，安定性や給与水準，将来展望といった点で恵まれているはずの正規雇用よりも非正規雇用の職員のメンタルヘルスのほうが良好であるという結果になった大きな理由として，非正規の6割以上（61.5%）が既婚女性であることがあげられます。家計補助的に働く職員が多かったため，非正規

漸近有意確率(両側)
P=0.000

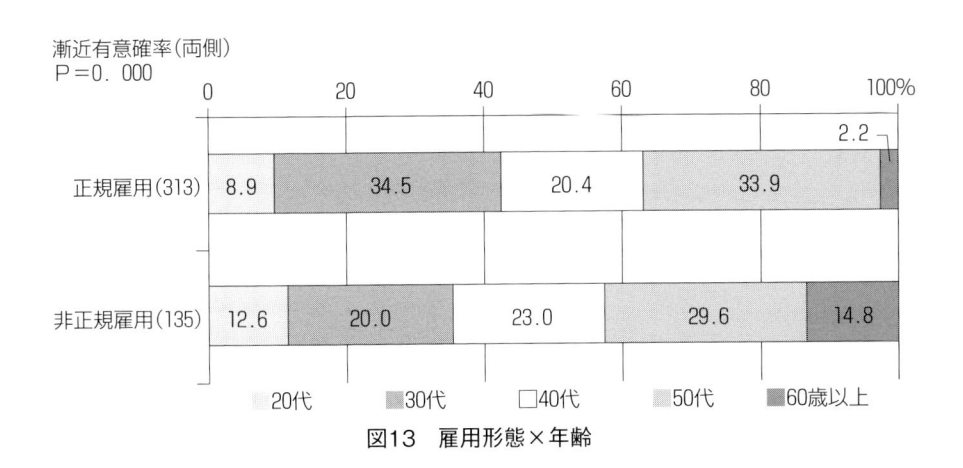

図13 雇用形態×年齢

雇用形態	20代	30代	40代	50代	60歳以上
正規雇用(313)	8.9	34.5	20.4	33.9	2.2
非正規雇用(135)	12.6	20.0	23.0	29.6	14.8

表16 雇用形態によるPOMS得点の比較

POMSの6尺度	雇用形態	度数	平均値	標準偏差	有意確率（両側）
緊張－不安	正規 非正規	310 134	8.19 5.75	5.10 3.78	0.000
抑うつ－落ち込み	正規 非正規	304 132	4.78 3.52	4.33 3.20	0.001
怒り－敵意	正規 非正規	308 136	5.29 3.74	4.11 3.35	0.000
活気	正規 非正規	308 129	6.51 6.90	3.84 3.73	0.334
疲労	正規 非正規	312 136	8.57 5.63	5.39 4.15	0.000
混乱	正規 非正規	311 136	7.44 5.88	3.83 2.72	0.000
TMD得点	正規 非正規	287 123	27.94 17.85	20.92 15.25	0.000

の働き方がむしろストレスを低減させる方向に機能したと思われます。

次に，働く場所の違いがメンタルヘルスに与える影響についてみていきます。この自治体では60.8％が本部，39.2％が出先

表17　勤務場所によるPOMS得点の比較（正規雇用者）

POMSの6尺度	雇用形態	度数	平均値	標準偏差	有意確率（両側）
緊張－不安	本部 出先機関	220 85	8.78 6.73	5.15 4.74	0.002
抑うつ－落ち込み	本部 出先機関	217 84	5.17 3.76	3.46 3.20	0.004
怒り－敵意	本部 出先機関	217 86	5.45 4.86	4.26 3.68	0.263
活気	本部 出先機関	218 85	6.14 7.46	3.82 3.81	0.007
疲労	本部 出先機関	220 87	8.93 7.67	5.43 5.27	0.065
混乱	本部 出先機関	219 87	7.74 6.71	3.95 3.46	0.035
TMD得点	本部 出先機関	203 81	30.35 22.05	21.42 18.12	0.001

表18　ジェンダーによるPOMS得点の比較

		職場全体 （男性211人, 女性199人）		正規雇用 （男性176人, 女性109人）		正規雇用・本部 （男性149人, 女性53人）	
POMSの6尺度	性別	平均値	標準偏差	平均値	標準偏差	平均値	標準偏差
緊張－不安	男性 女性	8.0 6.9	5.2 4.5	8.6 7.7	5.2 4.9	9.0 8.8	5.3 4.9
抑うつ－落ち込み	男性 女性	4.6 4.2	4.1 3.9	4.9 4.6	4.2 4.3	5.2 5.2	4.4 4.4
怒り－敵意	男性 女性	4.8 4.9	4.1 3.9	5.1 5.7	4.2 4.1	5.2 6.4	4.3 4.1
活気	男性 女性	6.5 6.7	3.9 3.6	6.1 7.0	3.9 3.7	6.1 6.3	3.9 3.7
疲労	男性 女性	7.9 7.6	5.4 5.1	8.6 8.9	5.5 5.5	8.9 9.6	5.4 5.6
混乱	男性 女性	7.2 6.8	3.8 3.5	7.6 7.3	3.8 3.9	7.8 7.9	4.0 4.0

※濃い網掛けは，5％水準で有意差のある項目，薄い網掛けは，男性に比べて女性の方が点数が悪

機関で働いており，性別でみると，男性では 85.6％ が本部，出先機関は 14.4％ と少数派です。これに対して，女性では本部が 50.0％，出先機関が 50.0％ とちょうど半々です。

POMS の得点を働く場所によって比較すると，「敵意－怒り」以外の 6 つの項目で統計的に意味のある違い（いずれも危険率 1％ 以下）が確認され，本部勤務のほうが気分状態がよくないという結果になりました。正規雇用の割合が本部では 82.8％ に対し，出先機関では 49.4％ と過半数を切るため，先にみた雇用形態の違いが影響している可能性が疑われます。雇用形態の違いをコントロールし，正規雇用に限定して比較し直したものが表 17 です。

雇用形態をコントロールしなかった場合にと比べると，「疲労」の項目で有意差（統計的にみて意味のある違い）がみられなくなりますが，残りの 5 項目では引き続き本部で働くもののほうの気分状態が悪いという結果になりました。この自治体では，出先機関より本部で働くもののほうが強いストレスにさらされていると考えられそうです。

3）メンタルヘルスとジェンダー

同自治体の男女間で，メンタルヘルス面での違いがみられるかを確認していきたいと思います（表 18）。

まず，全男女で比較した場合，「緊張－不安」の項目で有意差がみられ，男性のほうが状態が悪いという結果になります。残りの 5 項目では有意差はみられませんが，「怒り－敵意」を除く 4 項目で，男性の点数のほうが悪くなっています。

正規雇用の男女だけで比較すると，すべての項目で有意差がみられなくなります。男性のほうが点数が悪い項目も 1 つ減って，4 項目になります。

一般集団 （男性3,175人， 女性2,462人）	
平均値	標準偏差
6.9	4.0
7.1	4.5
3.8	3.7
4.5	4.2
4.9	3.8
5.0	4.0
9.5	4.2
8.7	4.3
6.7	4.7
7.6	5.0
5.6	3.1
5.6	3.3

い項目

正規雇用で本部勤務の男女だけを比較すると，男性のほうが点数が悪い項目は2つに減り，女性の点数が悪い項目が多数派を占めるようになります。

　表18には，参考値として健康な男女5,637人の大規模集団（一般集団）で実施された調査のデータを載せています（右端）。この自治体のデータと一般集団のデータを比較した場合，「職場全体」でみると，「怒り－敵意」の得点が男女ともやや良好で，「緊張－不安」「抑うつ－落ち込み」の得点が女性でやや良好になっていますが，残りの点数はすべて悪いという結果になります。「正規雇用」「正規雇用・本部」のデータでは，すべての項目の得点が一般集団より悪くなっています。この自治体で働くものの気分や感情はあまり良好でないといえそうです。

　性別に関しては，一般集団のデータでは「混乱」を除く5つの項目で女性の点数が悪くなっています。この自治体の場合も，雇用形態や働く場所をコントロールしていくと，女性の点数が悪い項目が増加していく傾向がみられます。

4）各種の悩みの有無，時間的・経済的なゆとりとの関係

　非正規雇用の割合に男女で大きな差があるため，以下の分析では正規雇用の職員のみを対象として，男女の比較を行っていくことにします。

　正規雇用で働いている男女について各種の属性を比較してみたところ，「年齢」「勤続年数」「結婚しているかどうか」「子どもの有無」に関しては違いがみられませんでした。「職位」に関しては，女性で管理職が少なく，技能労務職が多いという違い（図14）がみられました。

　この調査では，メンタルヘルスに関連する要因として，各種の悩み（「勤務問題」「家庭問題」「健康問題」「経済・生活問題」）の有無，「時間的なゆとり」「経済的なゆとり」について尋ねて

漸近有意確率(両側)
P＝0.000

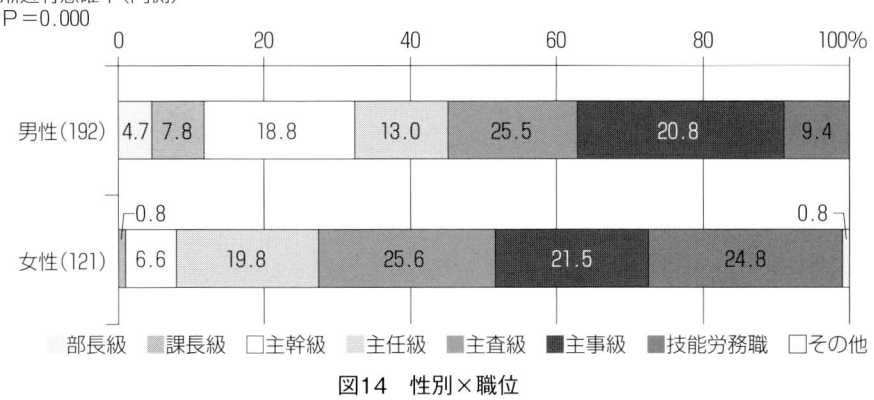

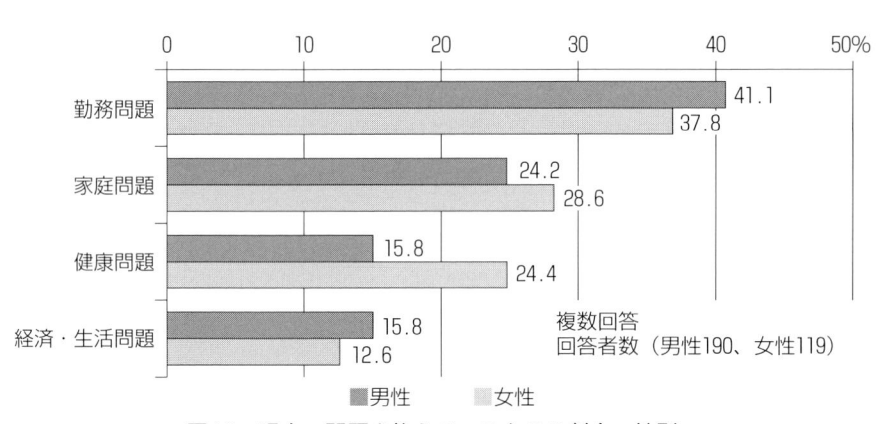

男性(192) ｜ 4.7 ｜ 7.8 ｜ 18.8 ｜ 13.0 ｜ 25.5 ｜ 20.8 ｜ 9.4 ｜

女性(121) ｜ 0.8 ｜ 6.6 ｜ 19.8 ｜ 25.6 ｜ 21.5 ｜ 24.8 ｜ 0.8 ｜

■部長級　■課長級　□主幹級　■主任級　■主査級　■主事級　■技能労務職　□その他

図14　性別×職位

勤務問題　男性 41.1／女性 37.8
家庭問題　男性 24.2／女性 28.6
健康問題　男性 15.8／女性 24.4
経済・生活問題　男性 15.8／女性 12.6

複数回答
回答者数（男性190、女性119）

■男性　□女性

図15　現在，問題を抱えているものの割合×性別

います。男女別の集計結果が，図15，図16，図17です。

　悩みの有無に関しては，「勤務問題」と「経済・生活問題」を感じているものが男性にやや多く，「家庭問題」と「健康問題」を感じているものは，女性にやや多いという結果でした。「時間的なゆとり」に関しては，「かなりある」「多少はある」を合わせて男女とも40％にはとどかず，「まったくない」という回答が10％を超えました。「経済的なゆとり」に関しては，「かな

45
職場における平均的ストレス度についての調査

漸近有意確率(両側)
P＝0.678

	かなりある	多少はある	あまりない	ほとんどない	まったくない
男性(189)	7.4	32.3	30.2	19.6	10.6
女性(121)	5.8	26.4	30.6	23.1	14.0

図16　時間的なゆとり×性別

漸近有意確率(両側)
P＝0.280

	かなりある	多少はある	あまりない	ほとんどない	まったくない
男性(188)	1.6	37.8	33.5	20.7	6.4
女性(121)	5.0	43.0	32.2	15.7	4.1

図17　経済的なゆとり×性別

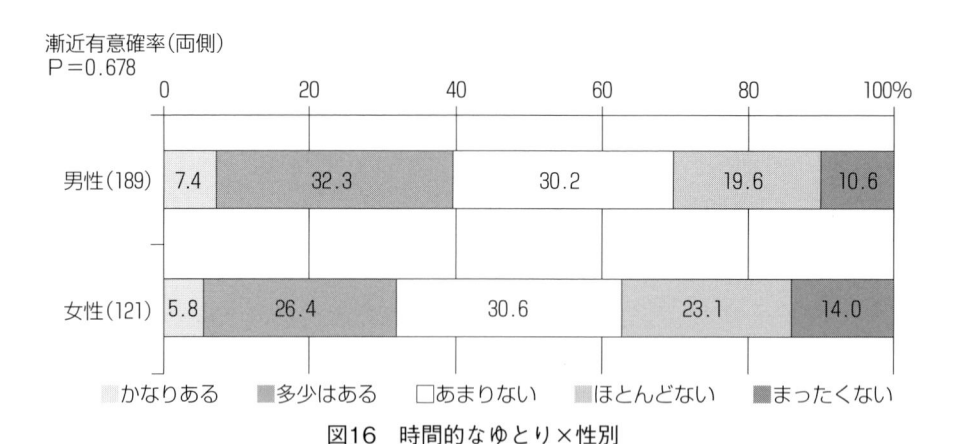

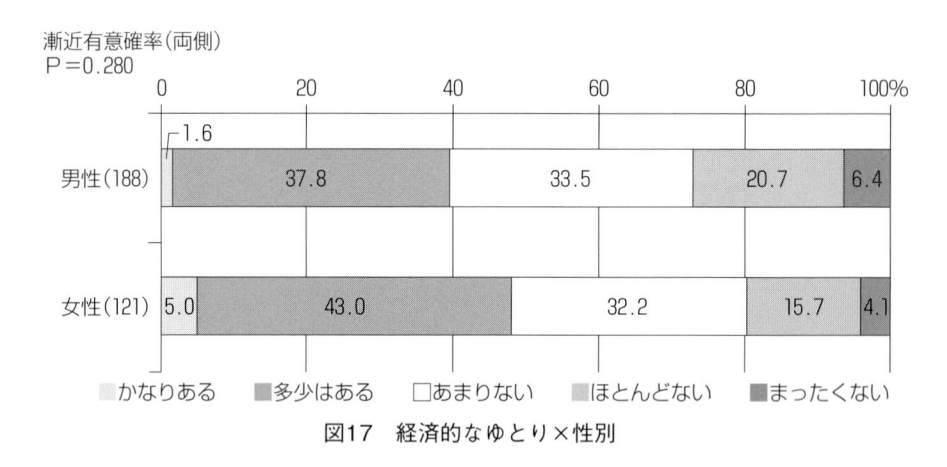

りある」「多少はある」を合わせると男性で40％，女性で50％程度，「まったくない」という回答は男女とも5％前後でした。

　メンタルヘルスと各種の悩みの有無，時間的・経済的なゆとりの関係を調べるために，以下ではTMD（Total Mood Disturbance）得点との関係について考察していきます。

　表19は，性別ごとに各種の悩みがあるものとないもののTMDの平均点を比較したものです。男女とも「勤務問題」で悩みを感じているものの点数が有意に高くなっており（危険率

表19 各種の悩み事の有無によるTMD得点の平均値の比較（男女別）

	性別	問題の有無	度数	平均値	標準偏差	有意確率（両側）
現在の悩み（勤務問題）	男性	あり なし	74 99	40.34 20.14	22.53 15.18	0.000
	女性	あり なし	41 65	35.12 20.91	22.34 16.75	0.001
現在の悩み（家庭問題）	男性	あり なし	41 132	35.59 26.67	20.99 20.82	0.018
	女性	あり なし	31 75	24.39 27.24	20.97 20.01	0.512
現在の悩み（健康問題）	男性	あり なし	26 147	35.46 27.60	20.47 21.11	0.080
	女性	あり なし	28 78	30.57 24.91	18.29 20.80	0.206
現在の悩み（経済・生活問題）	男性	あり なし	28 145	39.39 26.73	24.31 19.93	0.003
	女性	あり なし	12 94	27.00 26.33	18.36 20.55	0.915

※有意差のある項目に網掛け

1％以下），問題を抱えていないものに比べて気分や感情が良好ではないという結果になっています。男性の場合,「家庭問題」「経済・生活問題」で悩みを感じている場合にも，そうでない場合より点数が高くなる傾向が認められます。女性の場合,「勤務問題」以外の問題の有無によって，TMD得点の平均点に統計的にみて意味があるといえるほどの違いは認められません。

表20は，性別ごとに「時間的なゆとり」「経済的なゆとり」とTMD得点の相関係数（Spearmanの順位相関係数）を調べたものです。「時間的なゆとり」とTMD得点の間には，男女とも，危険率1％以下で有意な相関（比較的大きな正の相関）が認められます。「時間的なゆとり」では数値が大きくなるほ

表20 時間的・経済的なゆとりとTMD得点の相関（男女別）

	時間的なゆとり	経済的なゆとり
相関係数 男性有意確率(両側) 度数	0.384 0.000 171	0.117 0.127 171
相関係数 女性有意確率(両側) 度数	0.317 0.001 108	0.204 0.034 108

※有意差のある項目に網掛け

どゆとりがないことを表しています。この結果は，時間的なゆとりがないものほどTMD得点が高くなる，つまり気分や感情の状態が悪くなっていることを示しています。ここで使用しているSpearmanの順位相関係数は，もともとそれほど大きな値になることは少なく，今回算出された0.3以上という値はかなり大きい方だと考えてよいと思われます。つまり「時間的なゆとり」の少なさは，ストレス度の高さと強く結びついていると考えられます。

一方，「経済的なゆとり」に関しては，男性のTMD得点とは有意な結びつきがみられず，女性に限って危険率5％以下の相関が認められました。

各種の悩みの有無，時間的・経済的なゆとりの程度といった要因と，気分や感情の状態を示すTMD得点の関係を確かめたところ，男女で若干の違いはあるものの，「勤務問題」と「時間的なゆとり」が重要な共通する要因として浮かび上がってきました。

5）TMD高得点群の関連要因

少し視点を変えて，専門医への受診が検討される程度にまで気分や感情の状態が悪化しているものについて検討していきた

いと思います。

　ここでは，TMD 得点が男女とも 48 点以上のものを高得点群としました。TMD 得点の構成要素である「緊張－不安」「抑うつ－落ち込み」「怒り－敵意」「活気」「疲労」「混乱」の 6 項目のほとんどで，他の訴えと合わせて専門医を受診させるか否かを判断する目安となる点数を超えることになる水準です。男性の場合は 33 人（18.8％）が，女性の場合は 16 人（14.7％）が高得点群に該当しました。

　以下で，正規雇用の男女について，各種の悩みの有無，時間的・経済的なゆとりの有無が TMD 得点にどのように影響しているか，2 項ロジスティック回帰分析の手法を用いて検証していきます。

　私たちの気分や感情を左右する要因は，多くの場合，お互いに影響を与え合っています。例えば，時間的にゆとりがないと，家族と十分にコミュニケーションをとることが難しく，そのことが家庭問題を誘発することが考えられます。そうしたストレスフルな状態が長引くと，健康状態の悪化を引き起こすこともあるでしょう。回帰分析の手法を用いると，こうした影響関係を相殺し，それぞれの要因が個別に独立して，どの程度の大きさで TMD 得点に影響しているのかを明らかにすることができます。時間的・経済的なゆとりに関しては，「かなりある」「多少はある」を合わせて「ある」に，「あまりない」「ほとんどない」「まったくない」を合わせて「ない」にまとめ直しました。表 21，表 22 が男女ごとの分析結果です。

　男性の場合は，「勤務問題あり」（OR = 15.64，95% CI：4.73 － 51.70）と「時間的なゆとりなし」（OR = 4.39，95% CI：1.46 － 13.16）の 2 項目が，女性の場合は，「勤務問題あり」（OR = 8.78，95% CI：2.07 － 37.26）と「経済的なゆとりなし」（OR = 4.39，95% CI：1.09 － 17.73）の 2 項目が，それぞれ有意な

表21　正規雇用者のTMD高得点群に影響する要因のオッズ比（男性）

	オッズ比	（95%信頼区間）	P値
勤務問題(あり)	15.64	(4.73 − 51.70)	0.000
家庭問題(あり)	0.43	(0.14 − 1.30)	0.134
健康問題(あり)	1.60	(0.41 − 6.21)	0.500
経済・生活問題(あり)	1.68	(0.58 − 5.33)	0.382
時間的なゆとり(なし)	4.39	(1.46 − 13.16)	0.008
経済的なゆとり(なし)	1.02	(0.34 − 3.03)	0.974

表22　正規雇用者のTMD高得点群に影響する要因のオッズ比（女性）

	オッズ比	（95%信頼区間）	P値
勤務問題(あり)	8.78	(2.07 − 37.26)	0.003
家庭問題(あり)	1.38	(0.32 − 5.95)	0.665
健康問題(あり)	0.70	(0.15 − 3.25)	0.647
経済・生活問題(あり)	0.19	(0.02 − 2.16)	0.181
時間的なゆとり(なし)	2.43	(0.45 − 13.08)	0.300
経済的なゆとり(なし)	4.39	(1.09 − 17.73)	0.038

オッズ比を示しました。

　これは男性の場合，勤務問題を抱えていると感じているものはそうでないものの15倍以上，時間的にゆとりがないと感じているものはそうでないものの4倍以上，TMDの高得点群になるリスクが高いことを表しています。女性の場合は，勤務問題を感じているもので8倍以上，経済的なゆとりないもので4倍以上，リスクが高まることを表しています。

　回帰分析の結果から，一方では，勤務問題が男女に共通する影響力の大きな要因であることが，改めて明らかになりました。他方では，TMD得点を要注意水準まで引き上げる要因が，男性では時間的なゆとりの有無であるのに対して，女性では経済的なゆとりの有無であるというコントラストもみられました。

6）おわりに

　雇用の流動化に伴って，今後共働き世帯がますます増加していくことが予想されます。女性の賃労働が一般化していく一方で，家事や育児，介護の主な実施主体は相変わらず女性であるケースがほとんどです。男女で分担する場合でも，最終的な責任主体であるとみなされるのは依然として女性です。こうした状況において，女性は多重負担に陥りやすく，時間的なゆとりの少なさが懸念されます[5]。

　NHK放送文化研究所による「生活時間の国際比較」(1994)では，日本，カナダ，アメリカ，イギリス，オランダ，デンマーク，フィンランドの男女の仕事（通勤は除く）と家事（育児，介護，買い物を含む）に費やす時間が調査されています。日本の男性は仕事時間が突出して長く7時間以上に及びますが，家事時間は30分程度です。総労働時間（仕事＋家事）が最も長いのは日本の女性で，9時間近くに達します[6]。こうした状況を勘案すると，時間的なゆとりのなさがメンタルヘルスに与える影響が，男性のほうで大きいという結果は少し意外に思われるかもしれません。

　育児や介護に要する時間は，ライフステージ上の位置によって大きく変化します。M字型就労に象徴されるように，日本の女性は賃労働の形態を変化させたり，昇級を断念したりすることを通して，多重負担に伴う時間的な圧力を調整していると考えられます。この自治体の場合，正規雇用で働く既婚女性の10.9％が自分の母親と，45.5％が配偶者の母親と同居しており，合わせると6割近くに達します。女性による世代間での家事分業によって，多重負担の緩和が図られているという見方も可能でしょう。

　今回の分析結果について，「男は仕事，女は家庭」という固

定的な役割分業モデルが根強いため，男性には正規雇用を死守し続けなければならないというプレッシャーが，女性には家計の管理者としての責任が，それぞれ強く作用した結果であると解釈することができるかもしれません．

引用文献

1）内閣府男女共同参画局：男女共同参画白書 平成23年度版．2012．http://www.gender.go.jp/whitepaper/h23/zentai/top.html
2）国立社会保障・人口問題研究所：第14回出生動向基本調査．2011．http://www.ipss.go.jp/ps-doukou/j/doukou14_s/doukou14_s.asp
3）厚生労働省：第9回21世紀成年者縦断調査の概要．2011．http://www.mhlw.go.jp/toukei/saikin/hw/judan/seinen12/index.html
4）警察庁生活安全局：平成22年中における自殺の概要資料．2012．http://www.npa.go.jp/safetylife/seianki/H22jisatsunogaiyou.pdf
5）塚本利幸：女性の方針決定過程への関与と時間的な制約の関係についての考察－女性就業率高位の福井県を事例として－．日本ジェンダー研究　14：49-61, 2011．
6）NHK放送文化研究所編：生活時間の国際比較．大空社，1995．

第3章 メンタルヘルス不調の関連要因についての調査 ――平成22年度――

1．平成22年度調査のまとめ

1）平成21年度調査の補足

　まず，前年度調査のうえにたった平成22年度調査の意図と，その調査結果を考察する際に役立つと思われるいくつかの点について，前年‐平成21年度調査を振り返ってみたいと思います。平成21年度調査では，POMS（Profile Of Mood States）[1]を使って事業所で働く人びとのストレス状態とその関連要因を調べました。

　職域を対象にPOMSを使ってメンタルヘルス調査を行った報告は多くありません。多くはKarasekのJob-strainモデル[2]やこれをベースにした職業性ストレス調査票[3]を使って，職場の仕事ストレス要因と働く人びとのストレス反応が測定され，両者の関係性が検討されています。POMSは働く人が感じている心理ストレスの構造とその程度 ── ストレス反応を調べるものですが，一般集団についての平均値が調べられていることから，ある特定の（職場）集団に属する人びとのストレス状態を比較評価することが可能です。また，POMSには6つの尺度があり，ストレス反応の構造を職場ごとに比較するといったような分析ができます。

　前年度の調査[4]からは，①一般集団に比してストレス度は高い，②特定の職位や職場で高い傾向がみられる，③職場ごとに6つの尺度の構成割合に差がみられる，④時間的なゆとりが総合的なストレス度と最も明確に関連していた，というような特徴がみられました。これらの事実は，職場全体にかかるスト

レス度の平均的な強さを指標にして導かれた結果です。この場合には，当然のことながらメンタルヘルス不調を呈する人の割合やそれに関係する要因は特化して検討されることはありません。職場ストレス要因が強い，あるいはその数が多い職場に高いストレス反応が示されることは確かですが，その一方で，そうした職場にメンタルヘルス不調者の割合が多いとは限りません。

メンタルヘルス不調の発生については職場ストレス要因以外の要因の検討が必要であり，この場合に検討されるべき要因を示唆するものとして「ストレス－脆弱性理論[5)6)7)]」があります。メンタルヘルス不調は，うつ症状だけでなくさまざまな精神心理反応が就労困難として表現されたものですので，個人特性についての検討も必要になると考えられます。

2）平成22年度の調査
（1）調査の目的

事業所のメンタルヘルス対策は一般に，厚生労働省のメンタルヘルス指針に沿って進められますが，この指針には大きく4つの活動目標が示されています。情報提供としての啓発・研修，職場環境整備，気づきによる早期発見・早期対応，復職支援です。後の2項目は個々の労働者のストレス反応 ─ 端的にはメンタルヘルス不調の予兆あるいは前兆への働きかけです。こうした個々人の心理反応には，その人の心理傾向が関係していることが知られています[8)]。

メンタルヘルス不調の発生に関わる職場ストレス要因，個人の心理傾向とストレス反応の関連性は「ストレス－脆弱性理論」として知られています。「ストレス－脆弱性理論」は，精神的破綻（メンタルヘルス不調）の発生には職場環境に由来する職場ストレス要因と個人の心理傾向である脆弱性とが関係してい

るという考え方です。職場ストレス要因が大きければ，ある労働者個人の脆弱性が小さくてもメンタルヘルス不調が生じ，逆に個人の脆弱性が大きければ職場ストレス要因が小さくても不調が起きるとされます。

　ところで，職場でのメンタルヘルス不調の発生について，職場ストレス要因と個人の脆弱性がどの程度の大きさで関与しているかを検討した研究は多くありません。職場ストレス要因でいうと，例えばKarasek[2]は高い仕事負担では低い仕事負担に比してうつ症状を示す者の割合が2.3倍であったと報告しています。では，こうした職場集団で脆弱性要因は，うつ症状あるいは一般的メンタルヘルス不調の発生にどの程度の大きさで関与しているのでしょうか。事業所として過重な職場ストレス要因に対応することは必要ですが，それでメンタルヘルス不調の発生をある程度低減できたとしても問題がすべて解決される訳ではありません。個別のメンタルヘルス不調の発生は，抽象的な職場ストレス要因に拠るよりもむしろ，その労働者が担っている仕事の全過程のどこかに存在するある特定の要素と，その労働者が持つ固有の脆弱性との関係から生じてくるようにみえます。そして，この考え方は「ストレス－脆弱性理論」に合致します。職場で実際にメンタルヘルスに不調をきたした人に対応するには，その人の固有の考え方や得手不得手を考慮する必要がでてきます。脆弱性を検討することは，個別のメンタルヘルス不調事例への対応にも有用ではないかと思われます。

　そこで私たちは職場ストレス要因のうち，とくに仕事内容に由来する仕事ストレス要因，ならびに個人の脆弱性，とりわけ心理傾向が，メンタルヘルス不調の発生頻度と直接相関するとされている自覚的ストレス度とどの程度の関連があるのか検討することにしました。これによって，職場でのストレスマネジメントを検討する際の，職場ストレス要因ならびに個人の心理

特性への対応の必要度について一定の根拠を得ようとしました。

(2) 調査対象

調査対象は，定常的に勤務している正規，嘱託，再雇用ならびに非常勤の職員で，調査を実施した平成23年3月の時点で450名です。一部の集計・分析では，常勤や非常勤の雇用形態で区分けした検討を行っています。

(3) 調査方法

調査時期は平成23年3月下旬です。職制を通じて無記名式の調査票を配布し，回答が記入された用紙は事前に配布した封筒に密封して職場ごとに収集する方法で回収しました（回収数＝436部，回収率97%）。回収した調査票は，開封されることなく私たちのプロジェクトチームに返送されました。なお，調査票には，この研究の目的，無記名式で参加不参加は自由であること，データは研究目的以外には使用しないことを明記しています。

回収した調査票は，専門の業者に電子媒体へのデータ入力を依頼し，これをもとに集計・分析しました。

(4) 調査項目

質問項目は，①日頃の業務で感じている仕事ストレス要因，②普段の生活の質（QOL），③仕事を通じて感じる自覚的ストレス度，④個人の脆弱性の指標としての性格傾向，ならびに⑤その他の個人属性などです。

①仕事ストレス要因

調査項目は，KarasekのJob-strain model[2]をもとに開発・公表され，現在仕事ストレス要因の調査のなかで汎用されてい

る「職業性ストレス簡易調査票質問紙[3]」の項目を用いました。この調査表の項目は下記の9つの仕事ストレス要因から構成されますが，これらは同調査票の集計マニュアル[9]に準拠して作成しました。

　仕事ストレス要因の各質問項目について，当該項目への反応がストレス度が低い状態を示している場合を0点，ストレス度が高い状態を示している場合を1点として，各項目の反応を9つの要因ごとに合計しました。各項目とその得点範囲は，(1)仕事の量的負担（0-3点），(2)仕事の質的負担（0-3点），(3)身体的負担（0,1点），(4)仕事のコントロール（0-3点），(5)技術の活用（0,1点），(6)対人関係（0-3点），(7)職場環境（0,1点），(8)仕事の適性（0,1点），(9)働きがい（0,1点）です。

② QOL

　普段の生活の質（QOL）を評価するため，WHO-QOL[10]から8項目を抽出し一部改変して用いました。集計は，QOLが高い状態を示唆していると考えられる肯定的な回答を0点，逆にQOLが低いと考えられる否定的な回答を1点として8項目の合計点で評価尺度（QOL得点）を構成しました。

③自覚的ストレス度

　Goldberg[11]が開発し精神的な健康度指標として広く用いられているGeneral Health Questionnaire12項目版（GHQ-12）[12]を用いました。集計はGHQの標準的な集計方法に従い，各質問項目に肯定的な回答を0点，否定的な回答を1点として12項目の合計点で自覚的ストレス度の評価指標であるGHQ得点を算出しました。GHQは比較的多用されている尺度で，現在これを職場ストレスの測定で用いたような場合には，通常の基準点である4点を用いると約半数がこれを超えることが珍しくな

いといわれています[13]。調査対象の半数が"異常"と判定されると当然に疑陽性の率が高くなり判定の感度は低下してしまいます。そこで今回の調査では，GHQ得点のカットオフ値 ── 一般的な意味で正常と異常を分ける基準点 ── を4点ではなく5点以上としました。

④脆弱性

個人が持つ心理傾向を意味する脆弱性[11]はその人がどれくらいメンタルヘルス不調をきたしやすいかを示していますが，これはその人の生まれ持った素質（先天的な要素）と学習・訓練などによる生まれてからの能力やストレスへの対応力（後天的な要素）が関係するとされています[14]。この調査では，職場のメンタルヘルスに関する厚生労働省の各種報告書など[15) 16)]を参考に，前者についてとくに性格傾向に着目して調査項目を構成しました。性格傾向のうち，外交的な性格を意味している項目に肯定的（ポジティブ）な反応をした場合を1点，そうでない反応（ネガティブ）を0点として，合計点で個人の脆弱性を評価しました。

⑤その他

調査対象者の属性項目として，性別，年齢，勤務場所，職位，職務内容の5項目を使いました。職務内容（職種）は，回答のしやすさを考慮して調査票では事務・技術・消防・現業・管理の5職種とし，「事務・技術職」はいわゆる一般職（非管理職）で主にデスクワークでの実務を担当，「消防・現業職*」は主に対物的な対応を担当，「管理職」はこれらの職にあるものの管

＊ 国，地方自治体における現業職とは，公用車，電車，バスの運転手，整備士，清掃作業員，給食調理員，学校用務員，ごみ収集作業員，道路補修作業員，設備保安員，電話交換手，守衛などを指す。

理業務 ― 職務配分と全体的な業務の進行・目標管理の担当です。そこで，集計分析では人事労務面でのこうした職種の認識に基づいて，調査票の5職種を事務，現業，管理の3職種としました。

(5) 結果

調査票の回収率は97%（437人）と高く，職場の関心の高さをうかがわせるものでした。このデータについて，まず調査対象者の基本属性ならびに9つの仕事ストレス要因得点，QOL得点，脆弱性得点を算出しました。そして，これらの要因がGHQ得点とどの程度関連しているかについて検討するため，自覚的ストレス度の指標であるGHQ得点との間でクロス集計を行いました。この際，仕事ストレス要因，QOL得点，脆弱性の各要因については，反応の得点をそれぞれの得点分布の中央値で高得点（高ストレス）と低得点（低ストレス）に二分して集計に用いました。

次に，この集計のなかからGHQ得点と統計的に有意な関係を示した項目および性，年齢などの基本属性を説明変数として，自覚的ストレス度（GHQ得点）とこれらの要因との関連性を多重ロジスティック分析によって検討しました。

これらの統計的解析は，専用ソフトウエアのSAS（SAS Inc, Cary NC, USA）を用い，有意水準はすべて$p<0.05$としました。

①基本属性（表1）

調査票を回収できた436名のうち男性は204名，女性は210名で，やや女性が多くなっています。年齢では，30代，40代，50代が，それぞれ123名，101名，130名と多く，20代は41名と少なくなっていました。職種は，事務職277名，現業職114名，その他25名で，事業所の性格から事務職が多く在籍し

表1 GHQ得点(≧5点)と属性,仕事ストレス要因,QOL得点,脆弱性

項目	回答	人数	GHQ≧5の割合(%)	χ^2値	p
性別	男性	204	36.8	2.794	NS
	女性	210	29.0		
年齢(歳)	20-29	41	34.1	4.211	NS
	30-39	23	35.0		
	40-49	101	27.7		
	50-59	130	36.9		
	60-	32	21.9		
職種	事務	277	33.6	0.963	NS
	現業	114	33.3		
	管理	25	24.0		
雇用形態	正規	291	37.5	9.306	**
	非正規	137	22.6		
勤務場所	本庁	228	35.1	1.049	NS
	出先	191	30.4		
仕事の量的負担	少ない	292	27.7	10.315	**
	多い	136	43.4		
仕事の質的負担	少ない	290	29.0	7.799	**
	多い	136	42.6		
身体的負担	少ない	244	32.4	0.231	NS
	多い	188	34.6		
仕事のコントロール	高い	259	24.3	25.035	***
	低い	170	47.6		
技術の活用	高い	314	32.5	0.252	NS
	低い	117	35.0		
対人関係	良好	272	26.1	16.812	***
	不良	141	46.1		
職場環境	良好	341	32.3	0.436	NS
	不良	89	36.0		
仕事の適性	良好	326	27.3	21.310	***
	不良	102	52.0		
働きがい	高い	353	31.7	2.655	NS
	低い	72	41.7		
QOL得点	高い	167	56.9	68.385	***
	低い	266	18.4		
脆弱性	低い	220	16.4	39.661	***
	高い	161	46.0		

NS:有意差なし　**p<0.01　***p<0.001

ていました。雇用形態は正規雇用が291名，非正規雇用は137名で，68％が正規雇用でした。なお，非正規雇用の多くは30,40代の女性となっていました。勤務場所は228名（69％）が本庁あるいは本庁関連の職場でした。

②ストレス度（GHQ得点）に関連する要因
A. クロス集計（表1）

　　　　基本属性 ── 性別，年齢層，職種，勤務場所は，GHQ得点との関連性がみられませんでした。その一方でGHQ得点と有意に関連していたのは雇用形態で，ストレス度が高いと考えられるGHQ得点5点以上のものの割合は非正規雇用（22.6％），正規雇用（37.5％）でこれら2つの割合の間には有意な差がありました。

　　　　仕事ストレス要因 − GHQ得点と有意に関連していたのは，仕事の量的負担，仕事の質的負担，仕事のコントロール，対人関係，仕事の適性でした。ストレス度が高いGHQ得点5点以上のものの割合は，仕事の量的負担が大きいものでは43.4％で，負担が小さい低いものの27.7％に比べて明らかに高い傾向がみられました。仕事の質的負担が大きい場合，GHQ得点が5点以上のものの割合は42.6％で，そうでないものの29.0％に比べて有意に高くなっていました。仕事のコントロールでは，コントロールがないものではGHQ得点5点以上のものの割合は47.6％で，コントロールがあるものでの24.3％に比べて高くなっていました。職場での対人関係がよくないものでは，GHQ得点5点以上の割合が46.1％で，対人関係が良好なものでの26.1％に比べて高くなっていました。調査時点で取り組んでいる仕事に適性がないと感じているものでは，GHQ得点5点以上のものの割合は52.0％で，適性があると感じているものの27.3％に比べて明らかに高くなっていました。

QOL ── QOLはGHQと相関していて，GHQ得点が5点以上のものの割合はQOL得点が不良のもの（56.9%）ではそうでないもの（18.4%）に比べて明らかに高くなっていました。

脆弱性 ── GHQ得点5点以上のものの割合は，脆弱性が高いもの（46.0%）では脆弱性が低いもの（16.4%）に比べて明らかに高くなっていました。

B. 多重ロジスティック分析（表2）

クロス集計では，GHQ得点に関連する属性要因の1つとして雇用形態があげられました。一般的な理解[15)16)17)]では，非正規雇用の場合に自覚的ストレス度が高いのではないかと思われますが，結果は逆でした。非正規雇用の問題は，実際には比較的若い年齢層の問題として取り上げられることが多く，社会に出ようとする時点での喪失感として心理的なストレス度と強く相関すると思われます。実際，いくつかの研究[17)18)19)]でもこうした見解に沿った結果が得られています。しかし，今回の調査事業所での非正規雇用はほとんどが30代以上の女性で，おもに家庭の主婦がこうした形態での勤務を選択していたことがこの結果になったと考えられました。

そこで正規雇用の対象者について，仕事の量的負担，仕事の質的負担，仕事のコントロール，仕事の適性ならびに脆弱性といった要因が，それぞれ独立してどの程度の大きさでGHQ得点で判別したメンタルヘルス不調と関係しているのかを多重ロジスティック分析によって検討しました。この際，QOL得点は脆弱性と強い相関を示していたため，分析の趣旨を考慮して脆弱性を説明変数とし，対人関係は仕事の適性，脆弱性との相関が大きかったため除外し，仕事の量的負担，仕事の質的負担，仕事のコントロール，仕事の適性，脆弱性を説明変数としました。

その結果，仕事のコントロールが低い（オッズ比（OR）＝2.30，

表2　高GHQ得点（5点以上）に関わる要因のオッズ比（95%信頼区間）

	オッズ比	（95%信頼区間）	P値
性別(男性)	1.09	(0.64 – 1.85)	NS
仕事の量的負担(多い)	1.47	(0.79 – 2.71)	NS
仕事の質的負担(多い)	1.13	(0.60 – 2.15)	NS
仕事のコントロール(低い)	2.30	(1.37 – 3.87)	p＜0.05
仕事の適性(ない)	2.23	(1.23 – 4.03)	p＜0.05
脆弱性(あり)	3.62	(2.15 – 6.10)	p＜0.05

NS：有意差なし

95%信頼区間（CI）：1.37 – 3.87），仕事の適性がない（OR＝2.23，95%CI：1.23 – 4.03），心理傾向がネガティブ（OR＝3.62，95%CI：2.15 – 6.10）の3項目が有意なオッズ比を示すという結果が得られました。

(6) まとめ

　多重ロジスティック分析の結果は，高い自覚的ストレス度（GHQ≧5点）には個人の心理傾向にも増して仕事ストレス要因，とくに仕事のコントロールと仕事の適性が関わっていることを示していました。すなわち，仕事のコントロールと仕事の適性を合わせた自覚的ストレス度に対する効果は5.12（＝2.30（仕事のコントロールのオッズ比）×2.23（仕事の適性のオッズ比））で，脆弱性のオッズ比3.62より大きくなっていました。これは，労働者が普段の仕事を通じて感じている自覚的なストレス度は，性格要因より仕事ストレス要因がより強く影響していることを示唆しています。例えば，管理監督者が職場でストレスマネジメントを行おうとする際に，個々の労働者・部下の性格傾向はさておいても，その人が担当する仕事に内在する不都合である仕事ストレス要因の改善を図ろうとするほうがより効果が期待できることを意味しています。

仕事のコントロールと仕事の適性要因を構成する項目[3]を個別にみてみると，前者は，「自分のペースで仕事ができる」「自分で仕事の順番・やり方を決めることができる」「職場の仕事の方針に自分の意見を反映できる」の項目からなっています。また後者は，「仕事の内容は自分にあっている」です。つまり，仕事の適性 ─ その仕事が自分にあっていることは当然のことながら，それとともに自分が担当している仕事は自分の手で担っているというコントロールの感覚を個々の労働者が自覚できるような，あるいはそれを感じさせるようなマネジメントがメンタルヘルス維持の点からは必要であるといえるようです。

　「ストレス－脆弱性理論」が示すように，個人が持つ心理傾向が自覚的ストレス度と関連していることは否定できないでしょうし，今回の調査結果もその影響が小さくないことを示していました。しかし，そうした個人が持つ特性より大きな程度で仕事ストレス要因，とりわけ仕事のコントロールと仕事の適性が関係していることを認識することは重要です。職場にある多様な仕事ストレス要因のなかでも，とりわけ自分で自分の仕事をコントロールできているという感覚を大切にすること，またそうしたマネジメントを確保することは，職場での良好なメンタルヘルス状態を確保するうえで重要な要素であると思われます。

引用文献

1) 横山和仁編：POMS 短縮版手引と事例解説．金子書房，2006．
2) Karasek R, Theorell T：Healthy work：Stress productivity and the reconstruction of working life. BasicBooks, 1992.
3) 東京医科大学公衆衛生学講座：職業性ストレス簡易調査票質問紙．
http://www.tmu-ph.ac/topics/pdf/questionnairePDF.pdf
4) 田嶋長子，大森晶夫，清水　聡，他：「地方自治体のメンタルヘルスの研究」．福井県立大学論集　38：21-33, 2012．
5) Steinhauer SR, Gruzelier JH, Zubin J：Neuropsychology, Psychophysiology and

Information Processing (Handbook of Schizophrenia). Elsevier Science, 1992.
6) 厚生労働省：精神障害等の労災認定に係る専門検討会報告書．1999．
7) 労働調査会：精神障害等の労災認定－「心理的負荷による精神障害等に係る業務上外の判断指針」の詳解．2009．
8) 藤本　修：精神疾患の診断のために．藤本　修，藤井和久編：メンタルヘルス入門－事例と対応法．創元社，pp.268-290, 1989．
9) 東京医科大学公衆衛生学講座：職業性ストレス簡易調査票を用いたストレスの現状把握のためのマニュアル．
http：//www.tmu-ph.ac/topics/pdf/manual2.pdf
10) 田崎美弥子，中根允文：WHO-QOL．金子書房，1997．
11) Goldberg D：The detection of psychiatric illness by questionnaire：A technique for the identification and assessment of non-psychiatric illness. Maudsley Monograph No.21, Oxford University Press, 1972.
12) McDowell I, Newell C：Measuring Health. Oxford University Press, 1996.
13) 原谷隆史，川上憲人：労働者のストレスの現状：産業医学ジャーナル 22（4）：23-28, 1999．
14) 無藤　隆：発達の病理と心理臨床的援助．無藤　隆，森　敏明，遠藤由美，他：心理学．有斐閣，pp.429-449, 2004．
15) 厚生労働省：心の健康問題の正しい理解のための普及啓発検討会報告．2004．
16) 厚生労働省：平成16年厚生労働白書．
http：//wwwhakusyo.mhlw.go.jp/wpdocs/hpax200401/b0059.html
17) 井上まり子，矢野栄二：非正規雇用に関連したメンタルヘルス不調とその防止対策．産業ストレス研究　17：199-205, 2010．
18) 井上まり子，綿谷まりこ，鶴ヶ野しのぶ，他：非正規雇用者の健康に関する文献調査．産業衛生学雑誌　53：117-139, 2011．
19) 山本　勲：非正規労働者の希望と現実－不本意型非正規雇用の実態－．経済産業研究所，RIETI Discussion Paper Series 11-J-052．2011年4月．

2. 職場のストレスおよび個人の脆弱性とメンタルヘルスの不調 ── ストレス−脆弱性理論の観点からの検討

1）はじめに

　精神医学や心理学などの領域では，人がいつどのようにして精神的に不健康になるかについてさまざまな研究が行われてきました。それらの研究の1つの結論として，環境の問題（日常生活上の，もしくは人生上のストレス）と個人の特性（遺伝要因，性格特性，否定的な思考パターンなどの個人的脆弱性）の相互作用により精神的不健康が発生するという考え方があります。

　職員のメンタルヘルスの不調にも，環境の問題を表す「職場ストレス」と個人の特性を表す「脆弱性」の両方が関わっています。この点について，厚生労働省の報告書[1]では，職員個人の脆弱性が小さくても職場ストレスが多ければ精神障害が生じ，個人の脆弱性が大きければ職場ストレスが少なくても精神障害が生じるとされています。この考え方は，「ストレス−脆弱性理論」と呼ばれています[1]。ストレス−脆弱性理論から導かれるメンタルヘルス不調の危険性に関する予測を，図1にまとめました。ストレス−脆弱性理論は，職員のメンタルヘルス対策において環境と個人の双方に焦点を当てる必要があるという重要な考え方を提供しています。

　垂水他[2]は，ストレス−脆弱性理論による予測を，自治体の職場において質問紙調査を用いて検討しました。その結果，職場ストレスが多い（具体的には，仕事に対するコントロール感が低く，仕事に対する適性を感じられない）と，精神的に不健康な状態を強めやすいこと，および脆弱性（具体的には，低い自尊心，コミュニケーションスキルの欠如，こだわりの強さ，気分転換の苦手さ，心配性，問題解決スキルの欠如を総合した脆弱性要因）があると，精神的に不健康な状態を強めやすいこ

職場ストレスの
程度

	なし	あり
多い ↑	精神的不健康の危険性が大きい	精神的不健康の危険性が極めて大きい
↓ 少ない	精神的不健康の危険性が小さい	精神的不健康の危険性が大きい

脆弱性の有無

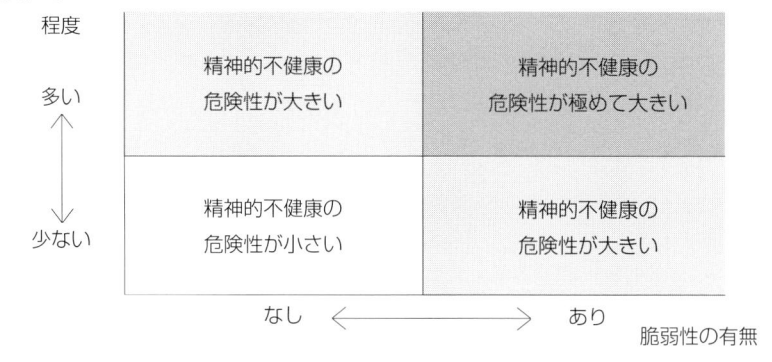

図1　職場ストレスの程度と個人の脆弱性の有無の組み合わせで捉えた
　　メンタルヘルス不調の危険性

とが示されました。これらの結果は，ストレス－脆弱性理論の予測を支持するものといえます。

ここではこの報告をふまえ，ストレス－脆弱性理論についてさらなる検討を加えた結果を紹介します。具体的には，脆弱性を，「低い自尊心」「コミュニケーションスキルの欠如」「気分転換の苦手さ」「問題解決スキルのなさ」「心配性」「こだわりの強さ」という6つの側面に分け，これらの脆弱性のある人とない人が，職場ストレスの多い時と少ない時に，どのようなメンタルヘルスの状態を示すかという検討内容です。

構成は次の通りです。まず，個人の脆弱性と精神的不健康との関係について分析した結果を説明します。次に，本論の主要な目的であるストレス－脆弱性理論について検討した結果を紹介します。最後に，これらの結果をふまえて，職場のメンタルヘルスの対策について論じます。

2）脆弱性と精神的不健康との関係

「ストレス－脆弱性理論」の検討を行う前に，前述の6つの脆弱性要因のうち，どの要因が精神的不健康と関わっているか

表3　脆弱性の質問項目

質問	回答欄			
自分に対して肯定的である	そうだ	どちらかというとそうだ	どちらかというとそうでない	そうでない
他人とのコミュニケーションは得意である	そうだ	どちらかというとそうだ	どちらかというとそうでない	そうでない
こだわりが強い	そうだ	どちらかというとそうだ	どちらかというとそうでない	そうでない
気分転換は得意である	そうだ	どちらかというとそうだ	どちらかというとそうでない	そうでない
心配性である	そうだ	どちらかというとそうだ	どちらかというとそうでない	そうでない
問題が起こった時，それを解決するのは得意である	そうだ	どちらかというとそうだ	どちらかというとそうでない	そうでない

を検討しました。6つの脆弱性要因を測定する質問項目を表3に示しています。回答方法は4段階で，「そうだ」に1点,「どちらかというとそうだ」に2点,「どちらかというとそうでない」に3点,「そうでない」に4点を与えました。なお，こだわりの強さと心配性は，得点を逆にして分析を行いました。得点が高くなるほどそれぞれの脆弱性が強いことを示します。

　精神的不健康の測定にはGoldbergによって開発されたGeneral Health Questionnaireの日本語12項目版（GHQ-12）を用いています。今回の分析では，4段階の回答法を採用しました。得点が高いほど精神的不健康度が高いことを表します。

　6つの脆弱性要因と精神的不健康との関係を重回帰分析という統計手法により調べたところ，表4に示された結果が得られました。表中に記された数値の見方について説明します。数値は，「関係の強さ」を表しています。具体的には，数値は－1から1までの値をとり，絶対値1に近くなるほど強い関係であり，0に近いほど弱い関係であることを表します。次に，数値

表4　6つの脆弱性と精神的不健康の関係

脆弱性	値
自尊心が低い	.309*
コミュニケーションが苦手である	.142*
気分転換が苦手である	.137*
問題解決が苦手である	.130*
心配性である	.165*
こだわりが強い	−.058

　にプラスとマイナスがありますが，これらは「関係の方向」を表します。具体的には，プラスの数値は一方の得点が高くなるほど他方の得点も高くなる関係（正の関係）を表し，マイナスの数値は一方の得点が高くなるほど他方の得点が低くなる関係（負の関係）を表します。また，表中のアスタリスク（*）は，脆弱性と精神的不健康の関係性が偶然に得られたものではなく，確かなものであることを表します（正確には，調査参加者の属する母集団において2つが関係しているということを示します）。アスタリスクがない場合には，数値は偶然得られたものであり，2つの要因に関係性がない（0である）と判断されます。

　表4の結果をみると，精神的不健康と関係している脆弱性要因は，低い自尊心，コミュニケーションスキル，気分転換のスキル，問題解決スキルの苦手さ，心配性であるとわかります。つまり，自尊心，コミュニケーションスキル，気分転換のスキル，問題解決スキルが低い（ない）ほど，また，心配性であるほど，精神的な不健康度が高まりやすいと考えられます。関係の強さ（数値）を比較すると，自尊心の低さが最も精神的不健康と関係していることが示されました。

3）ストレス－脆弱性理論の検討

　次に，ストレス－脆弱性理論による予測（図1）について検討を行った結果を紹介します。その前に，調査で用いた質問紙と分析のために行った回答者の群分けについて説明します。

　質問紙は，脆弱性と精神的不健康の測定には，先述の質問紙と同じものを用いました。ただし，先述した分析で精神的不健康との関係が示されなかった「こだわりの強さ」は除外しました。職場ストレスの測定には，職業性ストレス簡易調査票質問紙を用いました。本紙は17項目で構成されており，仕事の量（3項目），仕事の質（心理的負担；3項目），身体的負担（1項目），コントロールのなさ（3項目），技術の活用ができないこと（1項目），人間関係のストレス（3項目），職場環境の問題（1項目），適性のなさ（1項目），働きがいのなさ（1項目）という9つの下位尺度で構成されています。

　次に，各回答者の職場性ストレス尺度と脆弱性尺度の得点を基に，「職場ストレスが少ない・多い」「各脆弱性がない・ある」で群分けを行いました。まず，各回答者の職業性ストレス尺度の合計得点を基に，職場ストレスが多い人（ストレス高群）と少ない人（ストレス低群）に群分けしました。より詳しく説明すると，職業性ストレス尺度の合計得点の低かった下位4分の1の人たちをストレス低群とし，高かった上位4分の1の人たちをストレス高群としました。

　さらに，5つの脆弱性について，それぞれ脆弱性のない人とある人に分けました。例えば，自尊心については，表3に示した質問で1（そうだ）と2（どちらかというとそうだ）に回答した人たちを「自尊心高群（自尊心の高い人たち，つまり，脆弱性のない人たち）」と，3（どちらかというとそうでない）と4（そうでない）に回答した人たちを「自尊心低群（自尊

心の低い人たち，つまり，脆弱性のある人たち）」としました。コミュニケーションスキル，気分転換のスキル，問題解決のスキルについても同様に群分けしました。また，心配性については，表3に示した質問で，1（そうだ）と2（どちらかというとそうだ）に回答した人たちを「心配性高群（心配性である人たち）」として，3（どちらかというとそうでない）と4（そうでない）に回答した人たちを「心配性低群（心配性ではない人たち）」としました。

　このように「職場ストレスが少ない・多い」と「脆弱性なし・あり」で群分けをしたうえで，それらを組み合わせて4つの群をつくりました。つまり，「職場ストレスが少なく，かつ，脆弱性のない人たち（ストレス低・脆弱性低群）」「職場ストレスが少なく，かつ，脆弱性のある人たち（ストレス低・脆弱性高群）」「職場ストレスが多く，かつ，脆弱性のない人たち（ストレス高・脆弱性低群）」「職場ストレスが多く，かつ，脆弱性のある人たち（ストレス高・脆弱性高群）」の4群です。これら4群は，図1の4つの象限と対応しています。今回の分析では5つの脆弱性を取り上げていますので，それぞれの脆弱性について4つの群をつくったことになります。例えば自尊心については，「職場ストレスが少なく，かつ自尊心の高い人たち（ストレス低・自尊心高群）」「職場ストレスが少なく，かつ自尊心の低い人たち（ストレス低・自尊心低群）」「職場ストレスが多く，かつ自尊心が高い人たち（ストレス高・自尊心高群）」「職場ストレスが多く，かつ自尊心の低い人たち（ストレス高・自尊心低群）」の4つの群ができることになります。同様の群分けを，コミュニケーションスキル，気分転換のスキル，問題解決のスキル，および心配性についても行いました。

　分析では，以上のようにしてできた4つの群のなかでのGHQの得点を比較しました。図1をふまえると，図2のよう

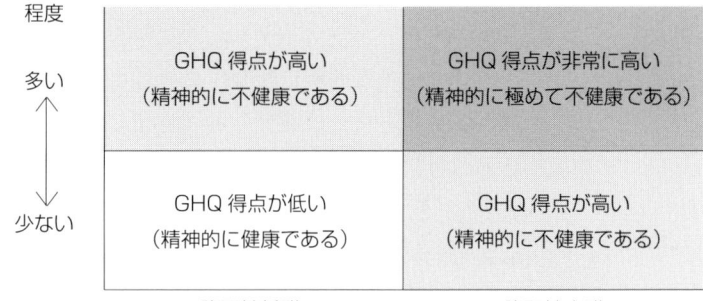

	脆弱性低群	脆弱性高群
職場ストレスの程度 多い	GHQ得点が高い（精神的に不健康である）	GHQ得点が非常に高い（精神的に極めて不健康である）
少ない	GHQ得点が低い（精神的に健康である）	GHQ得点が高い（精神的に不健康である）

脆弱性低群（自尊心高，コミュニケーションスキル高，気分転換スキル高，心配性低）
脆弱性高群（自尊心低，コミュニケーションスキル低，気分転換スキル低，心配性高）

図2　図1をふまえた結果の予測

な予測を立てることができます。分散分析という統計手法を用いて分析を行った結果が，表5と図3～7に示されています。

まず，自尊心に関する結果を，図3に基づいて説明します。図3から，「ストレス低・自尊心高群」と比べて「ストレス低・自尊心低群」のGHQ得点が高いことがわかります。このことは，ストレスが少ない時でも，自尊心の低い人たちは精神的に不健康な状態であることを示しています。

次に，「ストレス低・自尊心高群」と比べて「ストレス高・自尊心高群」のGHQ得点が高いことがわかります。この結果は，自尊心の高い人たちでも，ストレスが多くなると精神的に不健康になることを示しています。

また，「ストレス低・自尊心低群」と比べて「ストレス高・自尊心低群」のGHQ得点が高いことから，自尊心の低い人たちはストレスが多くなるとより精神的に不健康な状態になりやすいといえます。

さらに，「ストレス高・自尊心高群」と比べて「ストレス高・自尊心低群」のGHQ得点が高いことから，ストレスの多い時

表5　職場ストレスと脆弱性要因を組み合わせた時のGHQ得点

	GHQ得点	
	平均値	標準偏差
ストレス高・自尊心低群	33.16	6.10
ストレス高・自尊心高群	27.69	5.66
ストレス低・自尊心低群	26.00	3.11
ストレス低・自尊心高群	22.97	3.98
ストレス高・コミュニケーション低群	31.21	6.53
ストレス高・コミュニケーション高群	26.92	5.07
ストレス低・コミュニケーション低群	25.67	3.46
ストレス低・コミュニケーション高群	22.44	3.82
ストレス高・気分転換低群	31.82	6.50
ストレス高・気分転換高群	26.28	4.42
ストレス低・気分転換低群	25.28	3.38
ストレス低・気分転換高群	22.82	4.04
ストレス高・問題解決低群	31.11	6.29
ストレス高・問題解決高群	26.31	5.15
ストレス低・問題解決低群	24.33	3.60
ストレス低・問題解決高群	22.85	4.28
ストレス高・心配性高群	30.03	6.23
ストレス高・心配性低群	27.42	6.47
ストレス低・心配性高群	24.06	3.86
ストレス低・心配性低群	22.72	4.18

に自尊心の低い人たちは高い人たちよりも精神的に不健康な状態であるといえます。

　以上の結果は，図2の予測を支持する結果であるといえます。
　コミュニケーションスキルと気分転換のスキルについても，自尊心と同様に予測を支持する結果が示されました（図4・5）。つまり，①ストレスが少ない時であっても，コミュニケーションスキルや気分転換スキルのない人たちは精神的に不健康な状態であること，②コミュニケーションスキルや気分転換スキルの高い人たちでも，ストレスが多くなると精神的に不健康にな

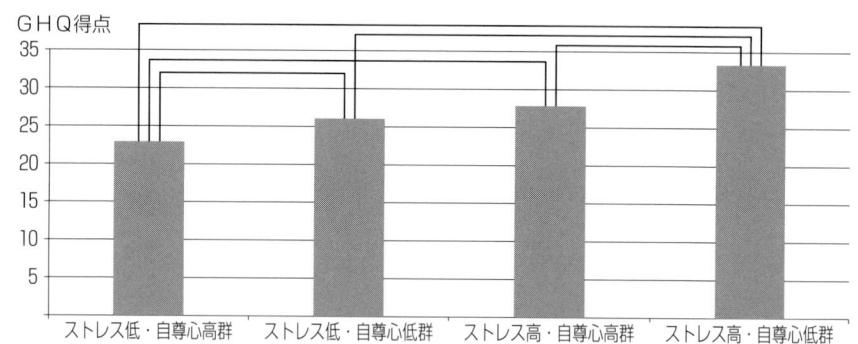

図3　ストレスの高・低と自尊心の高・低を組み合わせた4つの群のGHQ得点の平均値

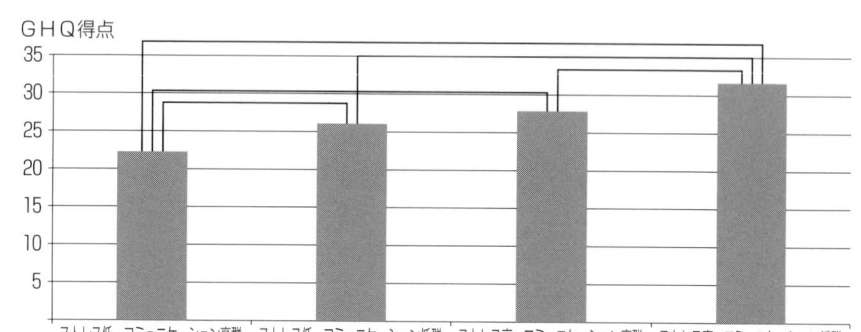

図4　ストレスの高・低とコミュニケーションスキルの高・低を組み合わせた4つの群のGHQ得点の平均値

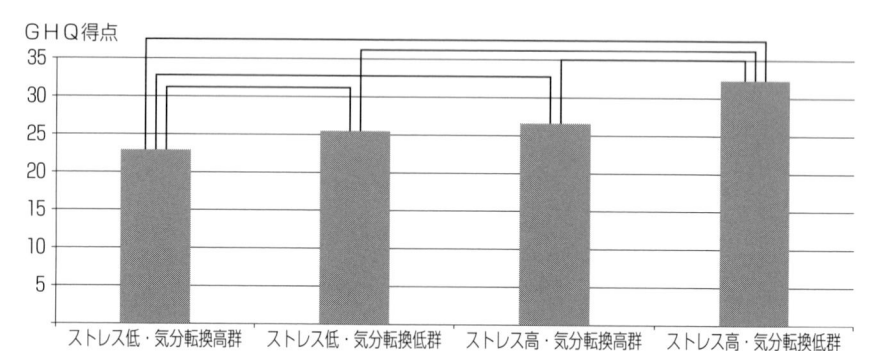

図5　ストレスの高・低と気分転換のスキルの高・低を組み合わせた4つの群のGHQ得点の平均値

注）図3～7の2つの群を結んだ実線は，その2つの群のGHQ得点の平均値に確かに差がある（有意差がある）ことを示す。

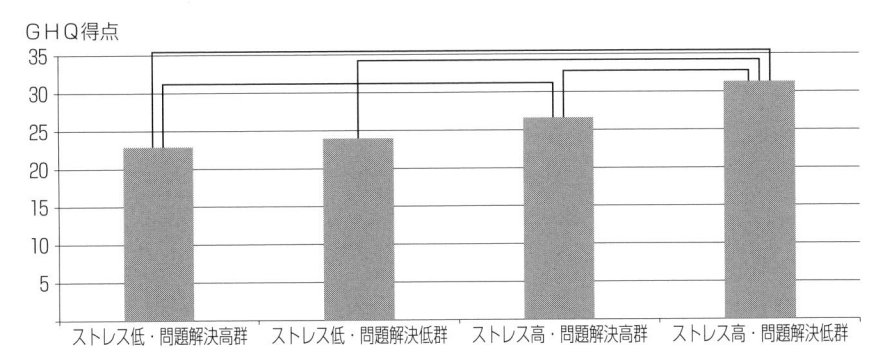

図6 ストレスの高・低と問題解決スキルの高・低を組み合わせた4つの群のGHQ得点の平均値

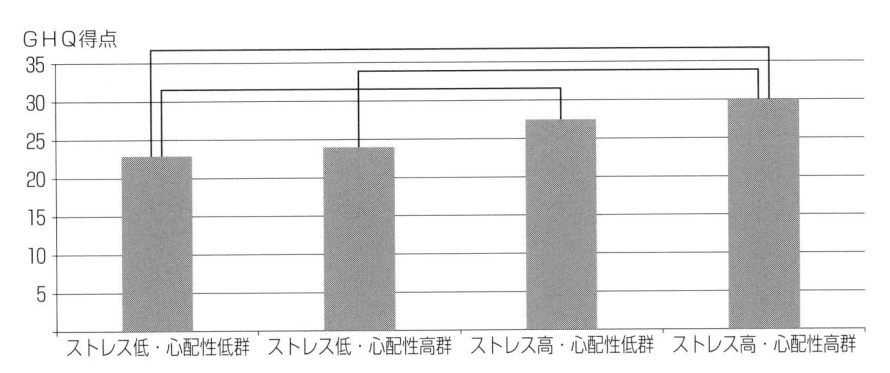

図7 ストレスの高・低と心配性の高・低を組み合わせた4つの群のGHQ得点の平均値

ること，③コミュニケーションスキルや気分転換スキルの低い人たちは，ストレスが多くなるとより精神的不健康を強めやすいこと，④ストレスの多い時，コミュニケーションスキルや気分転換スキルの低い人たちは，高い人たちよりも精神的に不健康であることが示されました。

問題解決のスキルと心配性については，予測と異なる結果が示されました。問題解決スキルの結果から（図6），①問題解決スキルの高い人たちでも，ストレスが多くなると精神的に不健康になること，②問題解決スキルの低い人たちは，ストレス

が多くなるとより精神的に不健康になりやすいこと，③ストレスの多い時，問題解決スキルの低い人たちは高い人たちよりも精神的に不健康であること，④ストレスが少ない時には問題解決スキルの高い人と低い人で精神的健康度に違いがないことが示されました。また，心配性に関する結果から（図7），心配性であってもなくても，ストレスが多くなると精神的に不健康になること，そして，ストレスの少ない時および多い時において心配性である人とそうでない人の精神的健康度に違いがないことが示されました。

以上の結果をまとめます。

1）脆弱性がなくても，ストレスの多い時には精神的に不健康になりやすい。

2）脆弱性のある人は，ストレスが少ない時でも精神的に不健康な状態になりやすい。

3）脆弱性のある人は，ストレスの多い時に深刻な精神的不健康状態に陥りやすい。

2）3）について，今回の分析結果から，自尊心の低さ，コミュニケーションスキルの欠如，気分転換スキルのなさが精神的に不健康な状態を強める脆弱性要因として考えられます。具体的には，自尊心が低かったり，コミュニケーションスキルや気分転換スキルがなかったりする人は，ストレスが少ない時でも精神的に不健康になりやすく，さらにストレスが多い時にはその影響を強く受けて，精神的健康を大きく損ないやすいと考えられます。これら3つの結果は，垂水他[2]の結果と合致するものであり，ストレス－脆弱性理論の予測を支持するものであるといえます。

4）おわりに

　今回の調査は，縦断（追跡）調査ではなく一時点での調査であるため，職場ストレスと脆弱性がメンタルヘルスに影響を与えるという因果関係について確証的な結論を下せないこと，6つの脆弱性要因の測定を1項目で行ったため，それぞれの脆弱性要因を網羅的に測定できるようにより多くの項目を用いたほうがよかったこと，他の脆弱性要因については検討の余地が残されていることなどといった課題がありますが，結果はストレス－脆弱性理論の予測を概ね支持するものであり，職場のメンタルヘルス対策に対して示唆を与えるものであるといえます。

　ストレス－脆弱性理論は，どのような人でもストレスが多くなれば精神的に不健康になりやすく，脆弱性のある人はストレスが少なくても精神的に不健康になりやすいこと（ストレスが多くなれば精神的に不健康になるリスクが非常に高まること）を示しています。したがって，冒頭でも述べた通り，職員のメンタルヘルス対策を行う時には，環境（職場ストレス）と個人（脆弱性）の双方に焦点を当てる必要があるといえます。

　環境に焦点を当てた対策としては，予防的な観点から，1人ひとりの職場ストレスが過剰にならないように環境調整を図ることが必要となるでしょう。また，職場ストレスには人間関係のストレスが大きく関わっているため，組織内で良好な関係性を保てるようにし，仕事をしやすい雰囲気をつくることも必要です。コミュニケーションを十分にとれるようにすることで，仕事の分担がしやすくなるなどの副次的な効果も期待できます。

　個人に焦点を当てた対策としては，3つの方向性が考えられます。第1に，予防的・開発的な対策です。予防的・開発的対策の例として，ストレスの解消やストレスに強くなるスキルの獲得を研修などを通して行うことが考えられます。ストレスに

強くなるスキルにはさまざまなものがありますが，今回の分析の結果からは，コミュニケーションのスキルと気分転換のスキルが重要であると示唆されます。気質や性格もストレスの影響の受けやすさに関わっていますが，これらは変えることの難しいものですので，獲得できやすいスキルに注目したほうが生産的ではないかと考えられます。

　第2に，治療的な対策です。ストレスを抱えた人（つまり，精神的に不健康になるリスクを持つ人）が不調に気づいた時に，いち早くその不調を訴えることができるように環境を整えることが必要です。例えばカウンセリングルームをつくり，職員に周知するとともに，職員がいつでも気兼ねなくカウンセリングルームに行くことができるようにすることが考えられます。カウンセリングルームは組織のなかに存在するだけでは不十分であり，職員がその存在を知っていることとカウンセリングに行くことに対する心理的抵抗を取り除くことが必要になります。

　第3に，職員がお互いにモニタリングやサポートをしあえる関係性をつくることです。ストレスから精神的に不健康になる人のなかには，限界に達するまで不調を訴えない（あるいは，気兼ねや責任感などによって，訴えることができない）人が多くいます。そのような人が限界に達する前にストレスを緩和できるようにするためには，周囲の気づきと対応が必要になります。個人個人が自らの状態に気づき，いち早く対策をとるように努めるだけでなく，それができるように周囲の人たちが関わっていくことも重要です。

引用文献

1）厚生労働省：精神障害等の労災認定に係る専門検討会報告書．1999.
2）垂水公男，大森晶夫，塚本利幸，他：職場ストレス管理法の検討－「ストレス－脆弱性」理論からみた仕事負担要因が労働者の自覚的ストレス度に与える影響の検討－．福井県立大学論集 39：133-144, 2012.

実践編

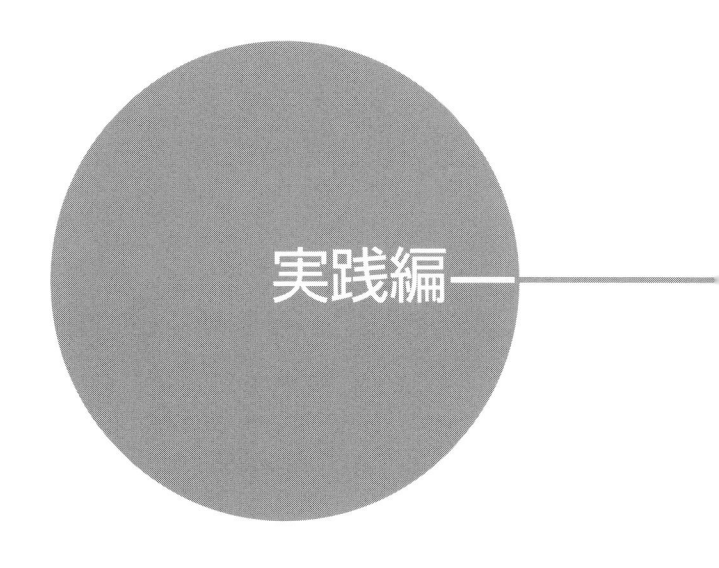

第4章　実践・職場のメンタルヘルス
職員の不調に気づく

　本章では，大学の地域連携の1つのあり方として，対象となった自治体職場において行った管理職や職員向けのメンタルヘルス研修会の内容をいくつか記載します。研修は，大学教員がそれぞれの専門性を活かして，厚生労働省をはじめとした多くのテキストにも示されているような「セルフケア」や「ラインによるケア」に大切な基本的知識の普及啓発に努めるようにしました。その際には，メンタルヘルスの専門家ではない職場の人たちがより理解を深められるように，内容の部分的な重なりやくり返しはむしろ必要と考えました。また，とくに管理職として重要な傾聴の研修では，演習の形式も取り入れています。

1．職場ストレスの理解と対応 －メンタルヘルス不調の予防を目指して
── 一般職・管理職対象 ──

1）はじめに

　　職員のメンタルヘルスの対策において，予防的な取り組みの重要性が指摘されています。精神疾患や深刻な精神的不調に一度陥ってしまうと，回復するまでに時間がかかったり，以前と同じように仕事ができなくなってしまったりすることがあるためです。

　　予防に向けた職場の取り組みとして必要なことは，大きく3つあると考えられます。1つめは，職員1人ひとりが職場ストレスの性質や原因を知り，ストレスとうまくつき合っていくこと，そして，自分の心身の不健康のサインに気づき，問題が大

きくなる前に早期に対応できるようになることです。2つめは，職場においてお互いにお互いのサインに気づき，対応できるようになることです。3つめは，職員1人ひとりのメンタルヘルスの維持のために職場全体で取り組むべきことです。

今回の研修では，これら3つの点について詳しくお話ししたいと思います。

2）職場ストレスとは？

私たちは職場のなかでさまざまなストレスを経験します。しかし，そもそも「ストレス」とはどのようなものなのでしょうか。この点についてはじめに説明しておきたいと思います。

ストレスという言葉が最初に使われ始めたのは，工学や物理学の分野になります。もともとは心や体の状態を表す言葉ではなかったのですね。工学や物理学では，「圧力を加えた時の物体の歪み」をストレスと呼んでいます。例えば，風船を指で押した時を考えてください。指で風船を押すことが「圧力」に当たります。その結果，風船が歪みますが，これが「圧力による物体の歪み」に当たります。

このような現象を，医学や心理学の研究者は人間の心と体の状態に適用しました。そして，心と体に環境からの圧力が加わることによって，心身が負担を感じている状態を「ストレス」と呼びました。厳密にいうと，心身に加わる環境からの圧力のことを「ストレッサー」といい，心身が負担を感じている状態（とそれによる心身の変化）を「ストレス反応」といいます。

職場で経験するストレス（ストレッサー）としてはどのようなものがあるでしょうか。その典型的な例を紹介したいと思います。1つめは，日常業務のストレスです。例えば，仕事のプレッシャーや負担，ミス，仕事量の多さなどをあげることができます。2つめは，人間関係のストレスがあります。これには，上

司や同僚，部下との関係のなかで起こる軋轢や摩擦，葛藤などがあります。上司からの叱責や部下とのいざこざもこれに入ります。人間関係の問題は仕事それ自体に関係するストレスではありませんが，職場でのメンタルヘルスの不調の重要な要因になっています。3つめは，仕事環境の変化です。他の部署への異動や配置転換はこれにあたります。昇進といった一見すると喜ばしい環境の変化も，ストレスになることがあります。4つめは，仕事に対する態度や気持ちの問題です。例えば，コントロール感がない，適性がないと感じる，満足感ややりがいを感じられない，などです。

　このような職場でのストレッサーを経験することで，私たちの心身が負担や疲労を感じて，時として不健康になってしまうことがあります。

3）いつ，どのようにして職場ストレスから心が不健康になるか？

　ストレスを経験している時，私たちの心はある種の負担を感じますが，通常私たちは不健康な状態にならず健康な状態を保つことができます。心のバランスを崩したとしてもそれは一時的であり，やがて元の健康な状態に戻ります。これは，私たちの心や体に，環境からの圧力や変化に対応し，心身の安定状態を保とうとする仕組みが備わっているためです。それでは，いつ，どのようにして職場ストレスから心が不健康になるのでしょうか。これには，大きく2つの説明が考えられます。

　1つめは，職場ストレスを非常に多く経験した場合，心が不健康になりやすいという説明です。職場ストレスの程度や量が心の不健康に関わっているということです。過剰なストレスは心にとって非常に大きな負担となり，心がそれに耐えられなくなってパンクしてしまうと説明できます。過剰な職場ストレスの例として，仕事の量が多すぎること，職務に対して過度な要

求があることなどをあげることができますが，このような場合は，誰もが精神的な不調をきたす可能性があります。なお，平成21,22年度のこの自治体での調査結果からは，仕事のコントロール感がないこと，仕事の適性不足，時間的なゆとりがないという職場ストレスを感じているほど，精神的不健康度を表す得点が高いという結果が示されています。

　2つめに，職場ストレスの程度や量だけでなく，個人的な特性も心の不健康に関わっています。職場ストレスの量が同じであったとしても，ある人は心が不健康になりにくく，別の人は不健康になりやすいということがあります。例えば，性格的に真面目すぎる人は，そうでない人よりも，同じストレスの量であった時に不健康になる可能性が高いと考えられます。性格的に真面目すぎる人は，そうでない人よりも，ちょっとした失敗でも深刻に捉えすぎてしまったり，自分を過度に責めすぎてしまったりするためです。性格のほかに，どのような個人的特性が不健康に関わっているかについては後ほど詳しく説明します。なお，平成21,22年度のこの自治体での調査結果からは，自己肯定感が低い，コミュニケーションが苦手である，気分転換が苦手である，などといった個人的特性が精神的不健康と関連するという結果が示されています。

　まとめると，職場ストレスの程度と個人的な特性の2つが心身の不健康と関係していると考えられます。したがって，職員1人ひとりの心身の不調を防ぐには，「職場全体の管理」と「1人ひとりの自己管理」が必要ということになります。

　さて，職場ストレスから心身が不健康になった時，どのような症状が現れやすいでしょうか。心身のサインを知っておくことは，深刻な不調を防ぐために大切なことです。そこで，心身が不健康になった時の典型的な症状を説明しておきたいと思います。

表1　うつ病の特徴

A. 以下の症状のうち5つ（あるいはそれ以上）が同じ2週間の間に存在する。これらのうち少なくとも1つは，(1) 抑うつ気分，または，(2) 興味または喜びの喪失である。
(1) ほとんど1日中，ほとんど毎日の抑うつ気分
(2) ほとんど1日中，ほとんど毎日の，すべての活動，あるいは，ほとんどすべての活動における興味や喜びの著しい低下
(3) 食事療法をしていないのに，著しい体重の減少あるいは増加。もしくは，ほとんど毎日の食欲の低下あるいは増加
(4) ほとんど毎日の不眠あるいは睡眠過多
(5) ほとんど毎日の精神運動性の焦燥または静止（他者により落ち着きがない，動作が鈍いなどと観察することができる）
(6) ほとんど毎日の疲れやすさ，あるいは，気力の減退
(7) ほとんど毎日の無価値感，あるいは，過剰な罪悪感
(8) 思考力や集中力の減退，あるいは，決断困難が，ほとんど毎日
(9) 死について反復的に思考する，反復的な自殺念慮・自殺企図
B. 症状は躁とうつの両方でない（躁状態がないこと）
C. 症状により，著しい苦痛や社会生活上の支障をきたしている
D. 症状は，物質（薬物など）の使用や一般的な身体疾患によるものではない
E. 症状は死別反応（愛する人との死別）ではうまく説明されない（症状が死別から2カ月を超えて続く，など）

（DSM-Ⅳ-TR（高橋・大野・染矢訳，2003）を参考に作成）

　　心の症状としては，うつ気分，やる気の低下，自分を責めること，思考力の低下（考えがまとまらない），悲観的な考えなどをあげることができます。体の症状としては，睡眠の問題（不眠，中途・早朝覚醒），食欲の低下，疲労感やだるさなどをあげることができます。これらの症状が複数現れ，一時的でなく長期間持続し，日常生活に支障をきたすような場合には，より深刻な状態であると考えられます。ご参考までに，ストレスから生じやすいうつ病の特徴を表にあげました（表1）。

4）どのような人が職場ストレスをためやすいか？

先ほど，ストレスをためやすい個人的な特性があることをお話ししました。ここではその個人的特性について詳しくお話ししたいと思います。個人的特性としてはさまざまなものが考えられますが，ここでは大きく，「性格特性」「考え方のクセ」「コミュニケーションの問題」「ストレス解消法の問題」の4つを取り上げて，説明していきたいと思います。

(1) 性格特性

例えば，真面目で几帳面すぎる，責任感が強すぎる，完璧主義的である，他人の評価を非常に気にしやすいといった性格は，職場ストレスをためこみやすかったり，嫌な出来事を深刻に捉えすぎてしまったりするため，心が不健康になりやすいと考えられます。

(2) 考え方のクセ

考え方のクセにはいくつかのパターンがあります。まず，「悪い結果だけに注目しやすい」というパターンです。例えば，「失敗やミス」だけに注目してしまい，「うまくいったこと（うまくいっていること）」をみることができないというものです。

次に，「自分のせいにしやすい」傾向です。例えば，失敗やミスをしたときに，「自分には能力がないからだ」「自分にはこの仕事は向いていない」と過度に自分を責めてしまうことです。

そして，「all or nothing（白か黒か）」の思考や「ねばならない」思考も，考え方のクセとしてあげることができます。具体的には，「仕事ができない人間はダメな人間だ」「仕事は完璧にこなさねばならない」といった考え方です。

以上のような「考え方のくせ」は，いわゆる「ネガティブ思考」

というよりも，「一面的で（固く），非建設的で，極端な」考え方を表しているといえます。「失敗やミスにとらわれてしまう」のは「他のことに目を向けることが難しくなっている」という意味で「一面的」で「固い」考え方です。また，「何でも自分のせいにしてしまう」と「その先に進めなくなってしまう」ので，非建設的な考え方であるといえます。そして，「仕事ができない人間はダメな人間だ」「仕事は完璧にこなさねばならない」というのは，とても極端で柔軟性に欠ける考え方です。

(3) コミュニケーションの問題

コミュニケーションの問題には，大きく2つのタイプが考えられます。1つは，「援助を求めることができない（もしくは困った時に相談ができず，自分で抱えてしまう）」「仕事を引き受けすぎてしまう」「仕事を頼めない」というタイプの問題です。相手のことを気にしすぎてしまう人や「いい人」であろうとする人は，このようなタイプのコミュニケーションになってしまうようです。もう1つは「周りと対立や軋轢を起こしやすい」「相手の怒りや反発を買いやすい」というタイプの問題です。攻撃的であったり自己主張が強すぎたりする人は，このようなコミュニケーションを取りやすいようです。職場ストレスの大きなものとして人間関係の問題がありますが，これらのコミュニケーションの問題は，人間関係のなかで自分がストレスをため込みやすかったり，他人にストレスを与えてしまったりという問題を引き起こします。

(4) ストレス解消法の問題

最後に，ストレス解消法の問題です。ストレス解消には，3つのRが重要であるといわれています。つまり，Rest（休息をとる），Relaxation（リラックスを心がける），Recreation（趣

味や好きなことをする）です。ストレスを和らげられる休息のとり方，リラックスの仕方，趣味には人それぞれあり，「こうでなければならない」というものはありません。しかし，時間的なゆとりがないこともあって，いずれのストレス解消法もとれないことが多いようです。自分なりの3Rを少しでも時間をつくって行うことが大切です。

5）不健康の予防に向けて

職場で心身の不調を防ぐためには，早期発見・早期対応が必要です。そのためには，「職員1人ひとりの取り組み」「周りの人たちの取り組み」「職場全体の取り組み」が必要です。心身の不健康の予防を考えた時，職員個々人の努力を促すことだけではなく，周りの人や職場全体が努力することも同じくらい必要です。このことを最初にご確認下さい。それでは，3つの点それぞれについて詳しくお話ししていきます。

(1) 1人ひとりの努力と取り組み

まず，1人ひとりのすべき取り組みですが，これには3つのポイントが考えられます。

①自分の状態を知る

1つめは，自分の状態をよく理解し，早期発見・早期対応に努めるということです。具体的には，自分にストレスをためやすい傾向があるかどうかを把握したり，自分のストレス度や不健康度を適宜チェックしたりすることで，問題が大きくなる前に対応できるようにすることです。

②ストレスとうまくつき合う

ストレスとつき合うということは，自分自身とうまくつき合うということでもあります。例えば，真面目すぎたり完璧主義的であったりすると職場ストレスをためやすいと説明しました

が，もし自分がそのようなストレスをためやすい性格であれば，「自分の性格とのつき合い方」を工夫することが大切です。もちろん，性格を変えられればよいのですが，それが難しいこともあります。変えることが難しいものを無理に変えようとすると，かえってストレスになってしまうことがあります。ですから，「性格そのもの」を変えようとするよりも，「性格とのつきあい方」を工夫したほうがよいと思います。「変えられないこと」や「できないこと」ではなく「変えられること」や「できること」からやっていくということが，ストレスとうまくつき合っていくために大切になると思います。

③自分の考え方のクセを知る

　自分自身が日頃している考え方が，自分を苦しめるものになっていないかとチェックして，他の考え方ができるようにしてみることが大切です。しかし，悲観的な考え方をしている時というのは，そう考えることが至極当然であり，それ以外に考え方など思い浮かばないという場合もあります。そのような時には，誰か（例えば，配偶者でも友達でも同僚でも構いません）が自分と同じ状況で自分と同じ考え方をしていたとして，自分はその人にどのようなアドバイスを送るか考えてみるとよいでしょう。そうすると，自分を客観視することができ，自分が極端な考え方をしていることに気づくことができ，どのような考え方をすればよいかもわかってくると思います。

④ストレス解消法をみつける

　ストレス解消法を日頃から心がけることも重要です。誰にでもどこででも通用する魔法の解消法はないので，自分に合った，自分が一番リラックスできるやり方で構いません。ストレス解消法ができる時間を少しでもつくることも大切です。

⑤一人で抱え込まない

　誰かに相談できること（あるいは愚痴をこぼせること），限

界になる前に仕事を頼めることが重要です。迷惑になるから頼めないと考えてしまう場合，そう考えて無理に仕事をして体調を崩すと，結果的に大きな迷惑をかけることになります。限界になる前に誰かに依頼や相談をして，そのぶんあとでその人を助けられるようにしてください。

　1人ひとりがためらわずに相談できるようになることは重要ですが，そのためには，周りの人たちや職場全体の努力も必要になります。そこで，これらについて次にお話しします。

(2) 周りの人たちの努力と取り組み

　周りの人からの支えがあることによって，ストレスや嫌な気持ちを和らげることができたという経験は誰にでもあると思います。実際に，さまざまな研究から，周りからのサポートによってストレスが和らぐという結果が示されています。職員1人ひとりのメンタルヘルスを考えた時，周りの人たちのサポートはとても大切であるといえます。

　サポートには，相手の話によく耳を傾け，相手の気持ちに共感する「情緒的サポート」，問題解決のためのアドバイスを送る「情報的サポート」，相手が必要としている物資や労力，時間など，形ある物を提供する「道具的サポート」があります。どのようなサポートがよいかは，相手によって異なります。大切なのは，相手の状態をよく理解し，どのような援助をするのが望ましいかを考えたうえでサポートをすることです。一方的に自分が考えていることを押しつけたり，「相手はこうである」と決めつけて助言をしたりすることは，よいサポートになりません。

　また，相談を受けた時にどのように接すればよいかと困ることもあります。接し方は相手に応じて当然変わってきますが，自分の言いたいことをいったん横に置き，まずは相手の話をよ

く聴いてみるということが基本になります。話すだけで気持ちが楽になることもあるからです。また，相手の話をよく聴くことで，相手が具体的にどのようなことで困っているか，相手がどのような状況に置かれているか，そして，相手が何を考えたり感じたりしているかを十分に把握できるようになります。したがって，相手に何かアドバイスを送る必要がある（あるいは，相手がアドバイスを求めている）場合でも，この「よく聴く」ということが必要になるのです。

(3) 職場全体の努力
① 1人の問題を全体の問題として考える

まず職場の1人の問題をその人だけの問題と考えず，職場全体の問題として考えることが重要です。実際，1人の職員のパフォーマンスの低下は職場全体のパフォーマンスの低下につながります。職員1人の心身の不調は組織全体の問題につながるのです。このように考えると，職員1人ひとりのメンタルヘルス対策を職場全体で行っていく重要性がわかります。

そのうえで，考えられる具体的な対策についてお話しします。まず，これは管理者の役割になると思いますが，職員1人ひとりに過度なストレスがかからないように，職務や仕事環境の管理・調整を行うことが重要です。先にお話ししましたが，ストレスが多すぎたり強すぎたりすると，人の対処能力は限界を越え，深刻な状態に陥ります。したがって，職員1人ひとりに対処能力を超えるようなストレスを与えないようにすることが大切になります。そのために，職員にかかる負担や労力などをチェックし，過度なストレスがかかっていないかを評価する必要があります。また，メンバーの特徴（得意・不得意，性格など）も把握したうえで組織の管理・運営を行うことも大切です。

②困ったときに相談できる体制を

　　ストレスを抱えている職員が困った時に相談に行くことができる体制を整えることです。カウンセリングルームや相談室をつくることはこれに入ります。ただし，「ただ単にカウンセリングルームが存在するだけ」になってしまわないように気をつける必要があります。職員がその存在を知っていなければ意味がありません。また，知っていても気軽に利用することができなければ意味がありません。ですから，カウンセリングルームをつくるだけでなく，同時にカウンセリングルームと職員とをつなぐ作業が必要になります。具体的には，カウンセリングルームの存在を職員に十分に周知することや，カウンセリングルームに行くことに対する職員の心理的抵抗をなくしていくことが大切になります。

③困ったときに相談しやすい雰囲気を

　　ストレスを抱えている人のなかには，限界になるまで自分自身の状態に気づくことができなかったり，気づけても気を遣って相談できなかったりすることがあります。同僚の問題を他人事と考えず，自分にも関わってくる問題と考え，お互いに早期発見・対応と相談しやすい雰囲気づくりを心がけることが大切です。

6）まとめ

　　職場ストレスから不健康にならないようにするためには，1人ひとりの自己管理と予防の取り組みが必要です。しかしながら，同時に，1人ひとりのメンタルヘルスの問題を職場全体の問題として考えることもとても重要です。職場のメンタルヘルス対策は，1人ひとりが行うべきこと，周りの人たちがすべきこと，職場全体がすべきことの3つが十分にかみ合った時に大きな効果を発揮すると考えられます。

2．職場でみられる精神疾患 ── ストレス関連疾患の理解と対応
── 管理職対象 ──

1）ストレス関連疾患

　　近年の厳しい社会経済状況においては，働く人たちのストレスは相当なものがあります。医学的にはストレス関連疾患という用語があり，つまりストレスによってひき起こされる病気ということです。そこには，ストレスが身体にでる場合と心にでる場合があります。

(1) 心身症

　　ストレスが身体にでた状態を心身症と呼びます。例えば犬に吠えられた猫の身体には，闘うか逃げるかするための反応が起こります。心拍数や呼吸が増え，血圧や血糖値が上がり，筋肉が緊張するのです。その後も身体のなかには，ホルモンや神経などの反応が続いて，ストレスに適応していきます。ただし，そのストレスが強すぎたり，長く続けば，その身体のなかに起こる反応がむしろ身体の異常となって症状に出てしまいます。

　　そういった心身症で，健康な人に起きる変化としては，急性胃炎や過敏性腸症候群，筋緊張性頭痛などがあげられます。過敏性腸症候群とは，腹痛や，下痢・便秘などの便通異常が慢性的にくり返される病状のことです。筋緊張性頭痛は最も多く認められる頭痛で，首筋のこりや肩こりなどの訴えとともにみられ，痛みというより頭の重い感じ，圧迫される感じ，しめつけられる感じと表現されます。

　　もともと持っている病気がストレスによって影響を受ける場合も，心身症に分類されることがあります。喘息や高血圧，アトピー性皮膚炎などです。これらの病気はストレスがかかると再発したり悪化することがあります。狭心症や心筋梗塞といっ

た心臓を養っている血管がつまる病気も，ストレスの影響を受けるといわれています。

「タイプA」という性格傾向があって，競争的・精力的で出世欲が強く多くの仕事に巻き込まれて機敏でせっかちにいつも時間に追われるように生活しているのですが，その自覚に乏しい面があります。そういったタイプAの人には，狭心症や心筋梗塞の発生率が高く，突然死も多いといわれています。ただ，日本人男性では，タイプAとは反対の特徴を持つ「タイプB」の人のほうがそういった心臓疾患のリスクが高かったという研究報告もあります。日本のタイプBはストレスを内にため込んでいるのではないかと解釈されています。

パニック障害という病気では，動悸や胸のしめつけ感，息苦しさやめまい，吐き気，振えなどのパニック発作が突然起こり，死にそうだとかおかしくなってしまいそうな恐怖感を伴います。女性に多く，身体の検査では異常がないのに発作が続くので，発作が起きないかといつも不安になって，外出できなくなったりもします。直接的には，脳内の働きの異常が起こっていると思われますが，疲労やストレスの関与も考えられています。

(2) 心に症状がでるストレス関連疾患・うつ病

ストレスが心の症状にでるものとしては，過食症やアルコール依存症などもあります。もっとも有名なのはうつ病でしょう。日本における自殺死亡者は1998年から3万人を超える年が十数年続いたように世界のなかでも多いのですが，職場でもうつ病にかかる人が多く，最悪の場合は自殺の可能性もあります。

米国精神医学会の診断基準（DSM）では，以下の症状のうち5つ以上が2週間の間に認められ，社会生活上の支障を起こしている場合にうつ病と診断します（症状はわかりやすい表現に改変）。5つの症状のうち少なくとも1つは①か②です。

> ① ほとんど毎日，憂うつで仕方がない。
> ② ほとんど毎日，何をしてもつまらないし喜びを感じない。
> ③ ほとんど毎日，食欲がない（または食欲が増加している）。
> ④ ほとんど毎日，眠れない（または過眠）。
> ⑤ ほとんど毎日，イライラして仕方がないか，動きがひどく低下している。
> ⑥ ほとんど毎日，疲れやすくて仕方がない。
> ⑦ いつも「自分がどうしようもない人間だ」「悪い人間だ」などと考えている。
> ⑧ 考えが進まず，集中力や決断力がない。
> ⑨「死んだほうが楽だ」と考える。

　このようにうつ病は，普段の「あの人らしくない」病気の状態です。治療としては，休養することと薬物療法が一般的です。うつ病の薬を抗うつ薬と呼びますが，効果が出るまで１週間ほどかかりますので，自己判断で止めないことが必要です。その他にも，眠れなければ睡眠薬，不安が強ければ抗不安薬が処方されます。

　うつ病の経過としては，短くて１カ月前後，通常は３～６カ月でよくなります。ただし，薬が効かない場合や，慢性化する場合も１，２割はあります。よくなっても再発する場合が５割前後ともいわれています。ですから，治療を受けることはもちろん，ある程度よくなってからも医師の指示に従って，通院や服薬を続けることが必要です。

　うつ病自体はストレスが原因で起こるだけではなく，うつ病にかかりやすい素質が影響していることもあります。ただ，近年では一生のうちでうつ病にかかる人の割合は 10 ～ 20 人に１人ともいわれており，めずらしい病気ではありません。女性のほうがかかりやすく，病院，とくに精神科を受診する人は意外と少ないのです。そして，うつ病の数％が自殺に至るとされ，適切に治療されることの重要性がわかります。うつ病の自殺は

「うつのなせる業」で，本人にはブレーキがかからないことも多いので，「生きている気力がなくなった」「消えてしまいたい」といった言動など，サインを周囲が見逃さず，危険性がある場合にはいち早く医療につなげることが必要でしょう。

2) 精神疾患に対する職場の対応

　職場でみられやすい精神疾患を説明するのは，もちろんセルフケアのためでもありますが，管理職にはその知識を増やして，部下の不調への対応法を知ってほしいという理由もあります。

　まず，不調に気づくことが必要になります。そして気づいた際には，積極的に声をかけ，結論や助言を焦らず，共感的な態度で話を聴くようにします。職場内の他の人に知られることを心配している場合もありますから，プライバシーへの配慮も大切です。そして，ケースによっては社内の保健管理の専門スタッフや社外の専門機関への情報提供や紹介など，必要な対応を行わなければなりません。

　うつ病などの精神疾患によって休職した場合は，職場復帰にも注意点があります。復職がうまくいかずに，再び休職する例も少なくありません。したがって，復職が決定した際には，本人や専門スタッフと相談しながら，以下のようなことを検討しておくことが必要です。

- ・原則，同じ部署へ戻す。
- ・仕事の内容を変える。
- ・仕事の量を減らす。
- ・ノルマをはずす。
- ・勤務時間を減らす。
- ・残業，交代勤務，深夜業務を制限する。
- ・出張は避ける。
- ・状況によっては配置転換や異動を考える。

・通院などのための時間を確保する。
・雑務は避ける。
・分担できる仕事は同僚へ。
・復職者の不安な気持ちを受け止めて対応する。
・服薬に否定的なことを言わない。

そして復職後は，管理職としての目配りと気配りを続け，フォローアップをしてください。

3）統合失調症と広汎性発達障害

ストレス関連疾患には分類されませんが，職場にもこのような障害を抱えた人がいるかもしれません。それによりストレスへの対応が難しく，むしろ状態を悪化させ，仕事に大きな影響が起こる場合もあります。そのため，簡単に特徴を説明します。

（1）統合失調症

長い間日本では精神分裂病と呼ばれていた病気で，2002年に呼び名が変更になりました。幻覚，とくに「幻聴」という人の話が聞こえてくる症状や，妄想，あるいは思考がまとまらなかったり，興奮したりという陽性症状がみられます。一方で，物事への意欲が乏しくなったり，ひきこもったり，感情が乏しくなったりといった陰性症状，さらに新しいことを覚えるのが苦手であるとか，複雑な作業ができなくなるなどの認知障害も認められる病気です。これらの症状は，脳の働きの障害から起こるので，薬物治療が必要です。

この病気へのかかりやすい素質が関係していて，120人に1人くらいの割合で主に青年期に発症します。ストレスの関与も想定されていて，発症後もストレスによって症状が悪化したりします。そういった症状の軽快・増悪のくり返しによって病気

は長く続くため，挫折感が積み重ねられ，孤立や絶望，恨みなどを感じている場合もあります。特徴的な症状と，心の挫折感から，生活面での障害が起こってきます。つまり，病気によって職業能力が低下したり，職場での人間関係がうまくいかなくなったり，意欲がなくなったりといったことです。それに対しては，その人の仕事能力に合わせた周囲や専門家からのていねいな支援や癒しが必要になるでしょう。

(2) 広汎性発達障害（自閉症スペクトラム障害）

　自閉症という言葉はよく聞くかもしれません。自閉症は，対人関係や社会性の障害，言葉の障害，そして興味や関心の障害やこだわりの強さ，という大きな3つの特徴があります。最近話題になることが多いアスペルガー障害は，そのうち言葉の障害がないか軽いもので，多くの人は知的障害がありません。つまり，普通に進学，そして就職をして，その障害の特徴から，仕事や人間関係に困難が生じて問題が発生することがあります。ただこれは，病気ではなく生来の特徴ですから，後述の二次障害を和らげる薬は存在するものの，薬物治療で根本的に治すものではありません。すでに診断されている場合は，その特徴を周囲がよく知って，むしろ本人にとって適切な環境を準備したり対応するほうが，仕事が円滑に進む可能性があります。苦手な面に気づかず，対応を誤れば，うつ状態や攻撃性の増加など二次障害といわれる精神的不調に陥ることがあります。気づきと対応は，専門的な面がありますから，保健管理専門スタッフと相談することが望ましいでしょう。

3．職場における「うつ」 －気づき・声かけ・つなぎから職場復帰まで
―― 一般職・管理職対象 ――

1）うつ病の診断基準（大うつ病エピソード ― DSM）

　　　　　　　　近年では，精神科の病気を診断するための基準があります。世界的に広く使用されている米国精神医学会の診断基準（DSM）では，以下の症状のうち5つ以上が2週間の間に認められ，社会生活上の支障を起こしている場合にうつ病と診断します（症状をわかりやすい表現に改変）。5つの症状のうち少なくとも1つは①か②です。

---
① ほとんど毎日，憂うつで仕方がない。
② ほとんど毎日，何をしてもつまらないし喜びを感じない。
③ ほとんど毎日，食欲がない（または食欲が増加している）。
④ ほとんど毎日，眠れない（または過眠）。
⑤ ほとんど毎日，イライラして仕方がないか，動きがひどく低下している。
⑥ ほとんど毎日，疲れやすくて仕方がない。
⑦ いつも「自分がどうしようもない人間だ」「悪い人間だ」などと考えている。
⑧ 考えが進まず，集中力や決断力がない。
⑨ 「死んだほうが楽だ」と考える。

2）うつ病の症例
では，比較的よくみられるうつ病のタイプを紹介します。

（1）反復性うつ病症例

　48歳　男性　課長
　生活歴：三男として出生。高校卒業後，現在の会社に就職した。元来の性格は，几帳面で気が小さく内気，些細なことでもおろそかにしない。

> 現病歴：過去にうつ病エピソードが3回あるが，治療は受けず，それぞれ約3カ月でよくなっていた。45歳の時，単身赴任したのをきっかけに，毎日憂うつで頭が働かない感じになり自信が全くなくなった。とくに午前中の調子が悪いなど，中等度のうつ症状のため抗うつ薬などによる治療を約2年以上受けて軽くはなったが，軽度のうつ症状が持続して慢性化していた。その後，新しい抗うつ薬に変更したところ完全によくなった。声にも張りがあり，仕事にも積極的に取り組めるようになって，本人も「長いトンネルから抜け出しました」と語っていた。

このようにうつ病は間をおいてくり返すことがあって，その場合は反復性うつ病と診断されます。再発率は40～50％，あるいはそれ以上ともいわれます。再発例の15～20％は慢性化し，この症例でも症状は典型的ですが，今回のエピソードは2年間続きました。それでも気長に治療することで改善しました。ただ，難治性のうつ病も10～30％存在します。

(2) 軽症うつ病の再燃症例

> 35歳　女性　会社員
> 主訴：身体がだるくて朝起きられない。
> 生活歴：大学卒業後，現在の会社に就職し経理の主任をしている。26歳で結婚。実母がうつ病。
> 現病歴：長女が，入学した小学校になじめないことが気がかりだった。また，姑が入院したため家事にも追われていた。6月頃より朝方に身体や頭が働かない，仕事に意義がみい出せない，自信がないなどの症状が現れた。仕事は何とかこなしていたが，朝の調子が悪く遅刻するようになり精神科を初診した。抗うつ薬の治療を受け，約3カ月でほぼ症状はなくなった。
> そこで通院と服薬を自己判断で中止したところ，薬をやめて1カ月で以前と同じうつ状態に戻ってしまった。通院を再開したが，同じ薬の増量投与では軽快せず，新しい抗うつ薬に変更して4カ月でよくなった。

症状は軽くて薬物治療でよくなっても、抗うつ薬を早くやめすぎると症状が再び悪化する危険性が高いといわれています。自己判断せず、主治医の指示に従って、よくなってから少なくとも数カ月から半年続けることが大切です。なお、働いている女性にとっては、この症例のように家庭問題や家事負担、さらには結婚・出産や更年期などもメンタルヘルス不調の原因や誘因となります。

(3) 心筋梗塞後のうつ病

> 52歳　男性　会社員
> 生活歴：30歳で結婚、2児をもうけた。仕事は営業事務。精力的で、対人交流は円満、人望も厚かった。常習飲酒者で1日3合のアルコールを飲み、肥満、高血圧、高脂血症を指摘されていた。煙草は1日20本。
> 現病歴：52歳の時に急性心筋梗塞で入院し、手術を受け、その後服薬をしていた。また職場の異動があり、慣れない仕事になってから、頭が働かない感じと作業能率の低下を自覚するようになった。精神科を受診し、抗うつ薬を少しずつ増やし、約3カ月で通常の仕事生活を送れるように回復した。

このように身体の病気にうつが合併することがあります。その点では、身体の病気をした職員のその後の精神状態にも注意する必要があります。

(4) うつ病にアルコール依存症を合併した症例

> 58歳　男性　会社員
> 生活歴：大学を卒業後、現在の会社に入社。生真面目で人望も厚いが、ストレスをためるタイプ。
> 現病歴：53歳で管理職となったが、仕事上の苦労が絶えなかった。おっくうで、

> 仕事をしたくなくなり，気分も晴れず，食欲が低下，熟睡できず深夜に目が覚めることが多くなった。54歳の時に内科でうつ病といわれ，抗うつ薬と睡眠薬を少量服用していたがよくならなかった。たまたま知人の勧めで飲酒したところ，気分が楽になった。また睡眠薬がわりに飲酒するようにもなった。それからはアルコール量が徐々に増え，抗うつ薬を服用しているにもかかわらずうつ症状は悪化し，強い倦怠感があり，仕事ができなくなった。その時点での飲酒量は，1日焼酎5合であった。
> 総合病院内科でアルコール性肝炎と診断され入院。そこの精神科でうつ病に加えてアルコール依存症と診断された。入院後，発汗，全身振戦，不眠などの離脱症状がみられたが，少しずつ全身状態は改善し，退院した。抗酒剤の服用と集団療法で断酒を継続し，並行して抗うつ薬による治療を行っている。

うつ病にかかっている人が，この症例のように寝つきをよくするために，あるいはうつによる心の痛みを和らげようとアルコールを飲み，次第に量が増えてやめられなくなってしまうことがあります。いわゆるアルコール依存症の状態です。いったん依存症になると，肝臓など身体に障害も起こるし，うつ病の治療だけではなく，アルコール依存症の治療まで必要になります。アルコール依存症の人が後にうつ病になることもあります。両方の合併により自殺のリスクも増加してしまいます。

(5) 双極Ⅱ型障害

> 47歳　男性　会社員
> 生活歴：もともと活動的で，いろいろな活動に積極的に参加し，対人関係は浅く広い。
> 現病歴：地方都市で営業の仕事をしていたが，46歳で本社に転勤となった。仕事に慣れるのが大変であったが，約3カ月で慣れたという。その頃よりとくに誘因なく，仕事中集中できない，イライラして座っていられない，トイレが近い，胃部不快感と食欲減退が出現し，受診した。うつ病として抗うつ薬を処方され，軽い思考力や

集中力の低下，自信喪失などの症状は約2カ月で消失した。その1年後に軽躁状態が出現し，気分安定剤の服用をして就労に著しい支障はなかったが，周りから「人が変わったようだ。声が大きくて・・・」といわれるようになった。

　うつ状態とは逆で，気分が高揚し，いつもより自信にあふれ，よくしゃべり，休まずに行動し続け，仕事や人間関係に支障をきたす状態を躁状態といいます。同じように普段の本人よりハイテンションですが，仕事や人間関係に支障をきたすほどでない場合は軽躁状態と呼びます。うつ状態だけではなく躁状態もみられる場合は，以前は躁うつ病といいましたが，現在は双極性障害の双極Ⅰ型障害と呼ばれ，一方軽躁をともなうケースは双極Ⅱ型障害と診断されます（DSM）。うつ病だと思っていた人がこのようにテンションが高くなったときは，治療法も違ってきますので注意が必要です。

3）うつ病の原因

　脳にはとてもたくさんの神経細胞があり，それぞれの細胞が複雑にコネクションをつくり，連携して働いています。そういった細胞間では神経伝達物質が情報を伝えていて，感情の調整にはセロトニン，意欲にはノルアドレナリンという伝達物質が関与していると考えられています。うつ病ではそのセロトニンやノルアドレナリンの働きが普段より低下しているために，気分が落ち込んだり，やる気が出なくなったりするのだといわれています。

4）うつ病の薬物療法

　うつ病の治療の基本は休養と薬物療法です。休養は，うつ状態の程度に合わせてどの程度の休養が必要か判断します。うつ病の治療薬は，抗うつ薬と呼びます。昔から使われている三環

系あるいは四環系抗うつ薬という薬と，SSRI や SNRI などの新しい薬があります。いずれも効き始めるまで 1～2 週かかりますから，効かないからと勝手に判断してやめてしまわないことが大切です。

それ以外にも不眠があれば睡眠薬，不安やイライラが強ければ抗不安薬なども併せて服用してもらいます。躁状態がある症例では，気分安定剤による治療が行われます。

5) うつ病の再発予防

前述のようにうつ病では再発率が高いので，その予防も重要になります。まずは，現時点でのうつ状態がよくなってきても，薬物治療の急な中止は再発の原因になりますから，同じ薬剤を同じ量で数カ月続けることが勧められます。

その他としては，ストレス環境がうつ病の発症に関係している場合はその環境調整が必要です。職場のメンタルヘルスという観点からは，管理監督者に対し職場におけるストレス要因への気づきとその軽減が求められます。うつ病的な症状が再発した場合，本人はなるべく早い段階，軽い段階で病院を再受診すべきで，周囲の人はそのアドバイスをするようにしてください。

認知療法という心理療法は，うつ病の再発防止にも有効とされています。精神科医や臨床心理士のアドバイスを受けながら，物事の受けとめ方や自分の考え方のゆがみを修正していくことで感情を改善していくのが認知療法です。

例えば，完璧か失敗かという両極端な思考や，ひとつ悪いことがあると「いつもこうだ」と一般化してしまう，大したことのない失敗でも「自分はダメ人間だ」とレッテル貼りをしてしまうなど，そのような認知のゆがみがあるタイプの人は，憂うつや不安を感じやすいということになります。そこで日常で起こった出来事に対して，どんな感情がわいて，心にどんな考え

が浮かんだかを記録する，それだけでなく，そういう自分のマイナス思考に対してどう都合よく考えたらよいか，そうすることによってどう感情が変化するかも考えていくようなトレーニングを，治療者の協力のもとで行っていきます。気楽な考え方に慣れていくということが，うつ病などの再発を防ぐということです。

6）うつ病の発症予防と早期発見・早期対応
（1） うつ病にならないための7つのストップ

もちろんうつ病の発症自体を予防できれば理想的です。セルフケアの参考に，「うつ病にならないための7つのストップ」を紹介しておきます。①完全主義をやめる　②自分のミスに厳しすぎるのはやめる　③すべてをコントロールしようとするのはやめる　④余計な関わりを持つのをやめる　⑤自分の体調や健康を無視するのはやめる　⑥見栄をはって助けを求めないのをやめる　⑦自分や家族に時間をとるために他をやめる，の7つです。

（2） うつ病の早期発見・早期対応

厚生労働省の患者調査で，うつ病を含む気分障害患者が100万人を超え，例えば地方公務員の長期休職者の約40％が精神疾患，教員では病気休職者の約60％が精神疾患で，そのなかにはうつ病が多く含まれています。そして，日本の自殺者は年間3万人以上が十数年続き，その動機の1位である健康問題の内訳で最も多いのがうつ病です。うつ病の10人に1人が真剣に自殺を考え，40〜50人に1人が自殺を計画したり行っているともいわれます。にもかかわらず，うつ病経験者で医療機関を受診した人は30％に満たず，精神科受診は20％ほどしかないという調査結果があります。つまり，重症化や自殺を防ぐ意味

でも，発症を予防すること，そして発症したら早く気づいて早く治療することが大切です。

職場のメンタルヘルスとしては，個人としてあるいは管理職として，うつ病の症状や治療法，発症や再発の予防法を知ってもらうことが，まずはそれにつながります。

①気づき

管理職としては，部下の変化に気づいてほしいわけですが，仕事ぶりでは，以下のような変化がみられることがあります。
・遅刻・早退・無断欠勤などが増える。
・身体的訴え（頭痛，腹痛，めまいなど）や風邪などでの欠勤が増える。
・残業が増える，離席が増える，仕事の効率が落ちる。
・ミスが目立つ。
・顧客からのクレームが多くなる。
・仕事に対するやる気を示さない。
・辞めたいと漏らす。
・必要以上に自分を責める。
・酒のにおいをさせて出勤する。
・報告や相談，職場での会話がなくなる。

日常の様子では，次のようなことも気づきのポイントでしょう。
・元気がない，やつれる。
・無口になる。
・攻撃的になる，感情の起伏が激しい。
・つきあいが悪くなる。
・昼食をとらない，残す。
・身だしなみを気にしなくなる。

とくに，普段はそうではない人がこのような状態になること，

つまり「あの人らしくない」状態が要注意です。

　予防にもつながりますが，メンタル不調になりやすい人や環境の特徴を知っておくことは重要です。仕事面と性格面から，メンタルヘルス不調を生じやすいと思われるのは以下のような人たちです。

【仕事面】
・恒常的長時間労働者
・単身生活者
・職場環境が大きく変化した人
・責任の大きな仕事が一段落した人
・多くの仕事を抱えている人

【性格面】
・責任感の強い人，完璧主義の人
・几帳面で熱心な人
・競争心の強い人
・いつも時間に追われている人
・頼まれるといやと言えない人
・自分の感情を上手に表現できない人
・仕事以外の楽しみが少ない人

　そして，メンタルヘルス不調になる環境としては以下のことがあげられ，この3つがそろわないようにすることが必要です。
・仕事の要求度が大きい。
・仕事の裁量が少ない。
・周囲からの支援が得られにくい。

　すなわち，部下の性格面の特徴を知り，また仕事面でこのような変化のある人には普段から注意を払い，望ましくない職場環境を改善していくことが，うつ病に関しても発症を予防し，

また早く気づくことにつながるのです。もちろん管理職として，部下への荒っぽい言動や行動をとらないことは当然で，常日頃から部下とコミュニケーションをとり，あいまいな指示は出さず，部下の仕事の配分をいつも把握しておくことなどは気をつけておくべきでしょう。

②声かけ・つなぎ

　もし部下の不調などに気づいたら，積極的に声をかけ，その際には，まずは結論や助言を焦らず，共感的態度で話を聞くようにしましょう。職場内の他の人に知られることを心配している場合もありますから，プライバシーに配慮することも大切になります。

　話を聞いた結果，専門機関への受診が必要と思われる場合もあるでしょう。ただ，「どこも悪くない，疲れているだけ」「気の持ちようで医者は関係ない」「自分が仕事から抜けたら迷惑がかかる」などと受診したがらない部下もいます。その際には，以下のような声がけをして，真摯な態度で受診を勧めてみましょう。

　「最近調子が悪いんじゃないのか」
　「ストレスがたまっているようだから，医者に診てもらったら」
　「心の疲れが身体に出ることもあるそうだよ。一度メンタルヘルスの専門家に相談してみたら」
　「みんなも心配しているから，一度診てもらったらどうかな」

　精神的な症状を強調しすぎず，「眠れていない」「食欲がない」「疲れやすい」「頭が痛い」などの身体の症状への改善を主に医療機関を勧めたほうが，本人の受け入れがよい場合もあります。

③かけてはいけない言葉，かけてあげたい言葉

　　　　うつ病などのメンタルヘルス不調に陥った人に，周囲がかけてはいけない言葉，かけるとよいといわれている言葉の例をあげましたので参考にしてください。本人ががんばろうと思ってもがんばれないのが典型的なうつ病ですから，そのことをよく理解した声かけが必要です。

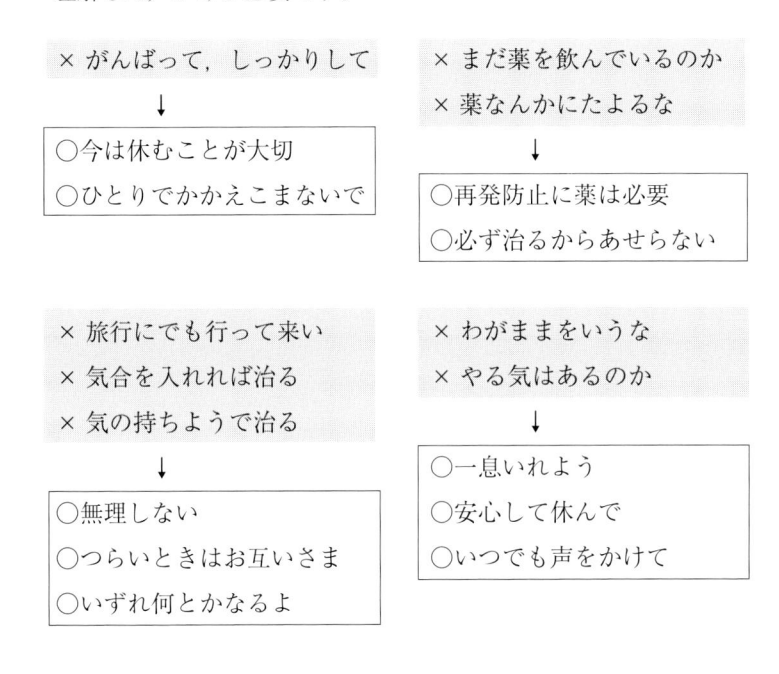

× がんばって，しっかりして
↓
○今は休むことが大切 ○ひとりでかかえこまないで

× まだ薬を飲んでいるのか × 薬なんかにたよるな
↓
○再発防止に薬は必要 ○必ず治るからあせらない

× 旅行にでも行って来い × 気合を入れれば治る × 気の持ちようで治る
↓
○無理しない ○つらいときはお互いさま ○いずれ何とかなるよ

× わがままをいうな × やる気はあるのか
↓
○一息いれよう ○安心して休んで ○いつでも声をかけて

7) 職場復帰の注意点

　　　　うつ病などで休職した場合，回復すれば復職することになります。ただし，この復職がうまくいかずに，再び休職する例も少なくありません。その理由のひとつには，本人が復職を焦るあまり，主治医に症状が改善していることを強調し，不十分な病状で復職してくる可能性も指摘されています。その点では，主治医からの意見聴取を含めて情報を集め，職場側でも職場復帰の可否の判断をしなければなりません。

その結果復職が決定した際には，本人や専門スタッフと相談しながら，以下のようなことを検討しておくことが必要です。
　・原則，同じ部署へ戻す。
　・仕事の内容を変える。
　・仕事の量を減らす。
　・ノルマをはずす。
　・勤務時間を減らす。
　・残業，交代勤務，深夜業務を制限する。
　・出張は避ける。
　・状況によっては配置転換や異動を考える。
　・通院などのための時間を確保する。
　・雑務は避ける。
　・分担できる仕事は同僚へ。
　・復職者の不安な気持ちを受け止めて対応する。
　・服薬に否定的なことを言わない。

　それぞれ検討する必要はありますが，ケースに応じて適切な復職条件を整えていく柔軟性が大切だと思います。また，復職してから当分の間は，気づき・声かけで説明したような管理職としての目配りと気配りを続けてください。ただ，実際に復職した人に聞いた話では，あまり過剰に「大丈夫か」といわれたり，腫れ物に触るように「何もしなくていい」みたいにされてもかえって困るそうです。復職したということは，基本的に調子は戻っているので，目配り・気配りはしつつも，コミュニケーションは自然でよいと思います。

8）新型うつ病とは

　新型うつ病という言葉が，最近マスメディアなどで盛んにいわれていますので，少し説明しておきます。

29歳　男性　会社員

生活歴：大学ではサークル活動などはせず，アルバイトをときどきする程度だった。親に勧められて公務員を目指し，大学を卒業後，1年間専門学校に通って「たまたま受けたら合格した」地方都市の役所に勤務している。

現病歴：仕事はとくに嫌ではないが，あまり興味が持てない。「うるさい上司が嫌だった」から，ときどき欠勤してパチンコをしたりしていた。しばらくして，勤務態度を上司に厳しく叱責された。そのあと「体調不良なので」と職場を早退し，その日から夜眠れなくなった。その後はきちんと出勤したが，職場ではやる気がでない一方で，自分がどう評価されているかが気になり，どうしていいかわからずにイライラしていた。

胃のムカムカや吐き気もして，体のだるさも続いていた。忘年会などの職場の集まりにも出る気がしなくなった。パチンコなどをすると少し元気は出るが，家に帰るとおもしろくなくて再び暗く沈んでしまう。顔色が悪いのを気にした上司が話を聞くと，「最近，職場に近づくと心臓がどきどきしたり，息苦しくなる」と訴えるため，病院受診を勧めると，「もう行ってます。うつ病だといわれました。こんな状態だと仕事できないのは当たり前だから，休んだほうがいいともいわれたので，明日から休ませてもらっていいですか？」という。結局休職し，しばらくして上司が自宅に連絡をとったところ不在で，親の話では好きなアーティストのライブやパチンコに出かけて気分転換を図っているとのことであった。復職時期を相談したいと親に伝えておくと，数日して本人から「もう少しゆっくり休みたい。まだぜんぜん元気が出ないし，元はといえば職場環境に問題があるのだから休む権利はあるはずで・・・」との電話があった。

専門的には，新型うつ病という診断名はありません。マスメディアによる造語だとか，精神科医の香山リカさんが命名したとかいわれていますが，その香山リカさんによると，主に30代を中心とした組織に属して働く人たちに増えている「明らかな『うつ病』ではなく，『うつの症状が前面に出たうつ病とは異なる不調』」のことだそうです。いわゆる従来のうつ病と対

比してみます。

	【従来型うつ病】	【新型うつ病】
年齢層	・40～50代に多い	・比較的若い世代に多い
性格傾向	・自分に厳しく，他人に配慮	・自分に甘く，他人に厳しい
症状	・落ち込みと元気が出ない	・不安，恐怖，あせりが強い
行動面	・何もできない	・趣味などできる場合もある
うつ病への意識	・うつ病と認めない場合もある	・自分はうつ病と主張する
薬の効果	・薬の効果が期待できる	・薬が効きにくい場合がある

　これをうつ病とするかどうかは別として，こういったうつ状態の若い人が職場に増えていて，対応に苦慮することがあるということです。自覚的に症状を訴えればうつ病と診断されてしまう問題点や，うつ病への啓発が進んで敷居が下がり，「不調＝うつ病 → 休養と薬で治る」ことが強調された結果との見方もあります。自らの能力と職場の現実への認識にずれがあり，挫折体験の乏しさから不適応を起こしやすいといえます。この"新型うつ"の人が休職すると，残された人たちが従来のうつ病に追い込まれるという状況もあり得ます。本来のうつ病とは異なることに気づき，必要ならまずはじっくり休ませますが，ある程度回復したら逃避傾向を助長せず，うまく現実に直面化させつつ，ときには励ましながら現実的な仕事の方向性を後押しすることが理想的でしょう。

9）カウンセリングと傾聴

　声かけ・つなぎに関して，管理職の方は部下の話を共感的態度で聞いてくださいと説明しました。カウンセリングという言葉はよく知っていると思いますが，カウンセラーは，相手を変えようとするのではなく，相談者が自分を表現できるような雰

囲気や環境をつくり，そのなかで相手の内面をくみ取り，気持ちを一緒に受け止め考えていくのが一般的です。つまり指示することが主ではなく，相手の気持ちを受容することが中心です。

　管理職の方にも，まずは傾聴していただきたいと思います。部下の話を否定せず，相手の気持ちに共感しながら，関心を持って耳を傾け，受け止めるということです。傾聴には以下のような効果があるので，参考にしてください。

①カタルシス効果

　心の内にため込んでいたつらさを吐き出すことで，解放感や安心感を得る。

②バディ効果

　バディとは「仲間」という意味で，「支えてもらえる，理解されている，1人じゃない」と思える相手を持つことが，つらさを弱めていく。

③自己肯定感の高まり

　聴いてもらい，理解されていると思うことで，自分で自分を責める気持ちを緩めていくことができる。

④アウェアネス効果

　アウェアネスとは「気づき」のことで，自分の悩みやストレスを整理できるようになり，自分自身に対する気づきが増え，また周囲に対して新しい見方ができるようになる。

10）うつ病と喫煙

　最後に，うつ病と喫煙の関係にも触れてほしいとのご要望がありましたので，いくつかいわれていることをあげておきます。

- 喫煙者のうつ病の生涯発病率は,非喫煙者よりも高い。
- うつ病の既往のある喫煙者は,喫煙に対する依存の程度が高い。
- 禁煙を開始すると,うつ病が発現しやすい。
- うつ病の既往があるか,あるいは禁煙開始時に抑うつ傾向が高い喫煙者は,禁煙に失敗しやすい。

これらのことからは,喫煙にはうつ病に対する何らかの治療効果がある可能性,そして喫煙を中止するとうつ病を誘発する可能性の2つが推測されています。だからといって,煙草を吸えばニコチン自体による健康被害がありえますから,喫煙を勧めているのではありません。

4．早期発見と支援のための面接技術 −積極的傾聴法を身につける
―― 管理職対象 ――

1）なぜ今傾聴なのか
(1) 上司に求められる早期対応

事業所を対象としたメンタルヘルス対策の原則的な実施方法として,厚生労働省からは,「セルフケア」「ラインによるケア」「事業所内産業保健スタッフによるケア」「事業所外資源によるケア」などの計画が示されています。

「セルフケア」とは,労働者自身が自分でストレスに気づき,対処方法を学んで実施することや自発的に相談に動くことを指しています。

「ラインによるケア」とは,職場の管理監督者が部下に対して行うケアのことです。部下である労働者の状況を日常的に把握し,個々の職場における具体的なストレス要因を把握しその改善を図ること,さらに部下の労働者からの相談対応を行うこ

とがラインによるケアとされています。

　また、職場の管理監督者には予防的な対処だけでなく、予防がうまくいかず不調に陥った際にも早期発見と適切な対応を行う役割が課せられています。個別に話を聞き、適切な情報の提供や保健専門スタッフへの相談や専門医療機関の受診を促すことなどを行うことが必要な場合もあります。つまり、上司は、日常的に部下のメンタルヘルスに関心を持ち、部下が自分のメンタルヘルスに関して相談に来た時に、その相談にどのように応じればよいかの方法を身につけている必要があります。

　最近増えているメンタルヘルスの問題として、うつ状態やうつ病があります。うつ病は「心の風邪」などといわれ、身体の風邪と同じように誰でもかかる病気と説明されることがあります。風邪は予防や、引き始めの対処が大事といわれるように、メンタルヘルスも早期に対処できるとひどくなる前に回復できます。そのために、早期発見や予防的な支援が上司にも求められているのです。

(2) 早期対応と傾聴

　　　上司は仕事上の経験も豊富で、仕事内容にも精通しています。部下の仕事上の相談にのる場合には、問題点がどこにあるか、どのような方法で解決できるかがわかっていて、「○○すれば解決する」とすぐにアドバイスができるでしょう。ただメンタルヘルスに関する相談は、不調に陥っている当事者に自覚がない場合もあり、相談する方も何をどのように相談してよいかわからない場合も多いのです。また、そのようなあやふやな訴えや相談をすることは、自分の能力を低く評価されるのではないかと心配する人もいると思われます。

　メンタルヘルスの相談の場面で最初に必要なことは、すぐに相手の問題点を教えたり、解決方法をアドバイスするのではな

く，相談者が「自分のことを心配してくれていて，本当にわかってくれた」と安心させることです。上司に話を聞いてもらって，わかってもらえたと思うことができ安心するだけでも，ストレスがかなり軽減することも多いのです。また人に話すことで，自分で自分の問題を整理できたりもします。その際に活用できるのが「傾聴」という面接技術です。

2）傾聴とは

傾聴とは，カウンセリングで使うコミュニケーションスキルの1つで，「相手の話に積極的に耳を傾けること（積極的傾聴）。対象の言葉に単に受動的に耳を傾けるのではなく，対象に関心を傾けて，言語的・非言語的コミュニケーションの双方に注意を払いながら，対象のメッセージをありのままに受け止めようとすること」とされています。

"傾"という字は，自分の気持ちや意識を相手に傾けることを意味しています。自分の気持ちや意識を相手に傾けるとは，自分の枠組みで相手の話を聞くのではなく，それは一時棚上げにして，相手の枠組みで話を聞くことを意味しています。

人間は誰でも自分の価値観で物事や状況をみて，判断しています。目の前にいる相談者もその人の価値観や枠組みで考え，判断し，話しているのです。相手の価値観や枠組みを知らないうちは，相手に何が起こっているのか本当に理解することはできません。そのために，自分の枠組みや価値観を棚上げにする必要があるのです。

また"聴く"という字は，耳に目と心をプラスする，目と心を足して聞くことといわれます。耳は，言葉によるメッセージに最後まで耳を傾けること，目は言葉以外の行動，姿勢，しぐさ，表情，声の調子などに注意を払うこと，心は言葉の背景の感情を受け止めようとすることを示しています。つまり，この3つ

をそろえて相手の話を聞くことが「聴く」の意味です。傾聴とは相手の伝えたいことを，相手の枠組みで理解しようとしながら，気持ちを受け止める姿勢で聴く行為や技術をいいます。

「傾聴」を成功させる留意点としては，「批判的，忠告的態度を捨てる」「意味全体を聞く」「言葉以外の表現に心を配る」「フィードバックしてみる」「感情を高ぶらせない」などがあります。このなかの"フィードバックしてみる"というのは，相手の言葉や察知した感情をそのまま「○○と思っているんですね」と返すことをいいます。これには自分の考えや感情は含まれず，あくまで相手の言いたいことや感情をそのまま返してみることです。

上司は，部下が相談に来ると，元気づけようとして叱咤激励したり，問題解決を助けようとして忠告的態度をとったり，やる気がみえないと批判的態度をとりがちなのではないでしょうか。もしそのような態度が身についているとすると，「傾聴」を身につけるには，最初は意識的な努力が必要かもしれません。

3) 傾聴の前に

「傾聴」は面接や話を聞くときの技術ですが，その前に話をしようと相手が思わないと，この技術を持っていても役に立ちません。ストレスや心の内の悩みなどは，あまり誰にでも気軽に話せる内容ではありません。まして，仕事関係の上司となれば，自分の成績や評価につながると心配しがちです。せっかく相談に来たら「傾聴」してあげようと思っていても，相手が来ないことにはどうにもなりません。

相手の気持ちや思いを聞くことは，看護師などの医療従事者には重要な技術です。たとえば，看護学生が実習で患者さんから，隠された気持ちや普段人に知らせていない悩みを打ち明けられる時があります。受け持ちを始めて数日してから，あるい

は実習の終わりころのことが多いのですが，その一方で，いつまでたっても患者さんと表面的な話題しか話せない学生がいます。この違いがどこから来るかを考えました。看護学生は医師やカウンセラーと違い，毎日患者さんの生活のお手伝いで関わっています。この毎日のお世話のなかで，学生と患者さんとの関係づくりができているかどうかで違ってきます。日々の些細な関わりのなかで，患者さんが「この学生に話してみようかな」と思えるかどうかで違ってくるのだと思います。この「関係づくり」ができていないと，誰かに相談したいと思っても，自分がその相談対象に選ばれるとは限らないし，「傾聴」の技術も生かせません。

　この場合の関係づくりは単に親しくなることとは違い，人に相談しにくい内容を相談しやすくするための下準備と位置づけます。言葉を変えると，常日頃から「相手の信頼を得る」ことを心がけるということです。誰でも自分の大事な話をするときは，相手を選びます。自分が，その信頼に足る対象に選ばれることが大事になると思われます。「自分が悩みなどを話そうと思うときに，どのような人を選ぶか」から翻って考えればすぐにわかると思います。「誠実」で，自分に「関心」を持ってくれる人ではないでしょうか。「誠実」であるとは，一般的には相手をだまさないことや嘘や偽りを言わないことです。人と対面している場合には，真面目に向き合ってくれる態度や，自分の話を理解しようとする・話を最後までていねいに聞いてくれる態度だと思われます。同時に，人の秘密を守ることも重要です。日頃から個人的な情報の取り扱いに慎重な人は，信頼を得やすいと考えます。

　一方「関心」にはさまざまな関心があります。例えば教師にとって学生の成績などは大きな関心事ですが，看護やメンタルヘルスでの関心は，相手を気遣う，心配するという感情であり，

対象に向けられる積極的，選択的な注意であるとされています。ただ，気遣っているということが相手に伝わらないと意味がありません。伝えるためには，上司のほうから声をかけたり，態度で心配していることを示す必要があるということになります。

4）早期発見のための目安

　　早期発見につながるための目安として，「『いつものその人』を知ること」「タイミングを知る」「何をみればよいか」「誰が行うか」の4点が関連すると思います。

(1) 「いつものその人」を知ること

　　私たち精神科の看護では，メンタルヘルスの不調や病状の悪化をみつけるには「いつもと違う」ことを手がかりにすることが多いのです。うつ状態の学生をみつけた時の例ですが，実習に大幅に遅れてきた学生がいて，実習病棟にも行こうとせず更衣室で座っていました。「寝坊したの？」と問うと，「いつも通りに起きたんです。でも家を出るのが遅くなって・・・」と答えました。これはいけないと思いました。いつも通りに起きても動けない，これがうつ状態の特徴です。結局その学生は実家に帰って受診させ，うつ状態の診断でしばらく休学しました。

　　メンタルヘルス不調にある本人は，具合が悪いことも意識できないまま，ただいつも通りに動かなければという思いはあるので動こうとするのですが，動けないということが多いのです。男性の場合は，朝新聞を読めなくなる，女性の場合は，その日何を着ていくか選べなくなるなどが目安になりやすいようです。朝新聞が読めないくらい大したことはない，いつもより少し疲れているだけだと思いがちです。短期間ならそうかもしれませんが，それが続くと新聞を読む以外にもできなくなることが増えてきます。ただ，それが徐々に進むので，自分では意

識できないのかもしれません。本人はそれと意識できていないので，周囲が客観的に気づいて確認する必要があります。

「いつもと違う」をみつけるには，「いつも」を知っている必要があります。顔色，表情，服装，行動パターンなど，いつもの状態がどうなのかを把握していることが，メンタルヘルスの不調を早くにみつける手がかりとなるでしょう。

(2) タイミングを知る

メンタルヘルスが不調になりやすい時期がわかるとよいのですが，みんなが同じことで不調になるのではないので，意識しにくいと思います。ただ，特別な行事や仕事の終わった後，あるいは仕事の方法や内容に大きな変更があった後が要注意とされています。大変な時期は夢中で乗り切ることに集中して，いつもより多くのエネルギーを傾けます。その後，エネルギーを使い果たして，うつ状態に陥ることがあります。人事異動や昇格人事の後など，内容がよいことであっても，慣れない役割を果たすため，周囲からの期待に応えるために今までより多くのエネルギーを使っています。真面目な人ほど，一生懸命になってエネルギーを使い果たすことがあります。適度に休むことが必要ですが，それができない人は要注意でしょう。

人事異動などは，新しい職場での人間関係ができていないことが考えられるので，相談する相手もみつからず，自分を追い詰めやすい傾向の人は，上司のほうが配慮して声をかけてあげることが大事になると思います。また，上司の評価が気になって，自分を出せないような人もいると思いますが，そのようなときこそ，傾聴の技術を生かして話を聞くことが，それ以上ストレスをためない予防につながります。

> 資料1 ≪うつ状態を見分けるサイン≫
>
> うつ状態は自覚できにくい。初期の体調不良は，疲労からくる一時的なものと考えやすい。進行すると，自分のことを含めたすべてに対する興味が失われていくことと，感覚が鈍くなることが原因。
>
> 【一般的なうつのサイン】
> ■ 注意力散漫でケアレスミスが多い
> ■ 表情がない（無表情，仮面用顔貌）
> ■ ため息をつくことが多くなった
> ■ あまりしゃべらなくなった
> ■ 身体のだるさを訴えることがある
> ■ いつも憂うつそうだったり，イライラして不機嫌な様子である
> ■ 朝や休み明け，調子が悪そうだ
> ■ 眠れない，もしくは眠りが浅そうだ
> ■ 遅刻・早退が増えた
> ■ 今まで好きだったことにも，興味を示さなくなった
> ■ 食事の量が減った・・・味覚の鈍麻，ダイエットと誤解
> ■ 身なりに気を遣わず，生活態度もだらしなくなった
> ■ 非常に強い疲労を，長い間感じているようにみえる
> ■ 解決策をアドバイスしても，「でも・・でも・・・」と悲観的で堂々めぐりな話に終始する
>
> 【せわしない，落ち着きのない「うつ」もある】
> ■ 行動は，ハイテンションにみえる，落ち着きなく動き回る，まくしたてるように話すなどが目立つ。
> ■ 心の中は，常にイライラする，あれもこれもしなきゃと強い焦りを感じる，周りの人や状況を責めたくなるなどの思いになる。

(3) 何をみればよいか

　　　　　　　メンタルヘルス不調の兆候をチェックすることができればよいのですが，それには目安が必要でしょう。資料1に，一般的にいわれているうつ状態の兆候を書きだしました。うつ状態の最初は不眠から始まる人が多いので，遅刻や欠勤がみられます。

また，感情が不安定になり，気持ちが沈むことやイライラしやすくなったり，細かいことが気になったりし始めます。眠れていないこともあって，集中力が落ちますので仕事の能率が落ち，ミスが増えます。外見を気にしなくなり服装もいつもと比べてだらしなさが目につきます。あるいは，食欲がない，胃の不快感，頭痛や微熱，疲れがいつまでもとれないなどの身体的訴えも多くみられます。

　このような兆候がみられ，それが長期間続くときは，メンタルヘルス不全を考える必要があると思われます。

　そして何かおかしいなと思った場合には，まず冷静に観察し，仕事量を減らすなどして様子をみて，身体の状態を尋ねてみることで確認をし，できれば受診を勧めることがよいでしょう。「もし何でもなければ，それが一番よいのだから，一度診てもらったらどうか…」などのように，気軽な検診のような気持ちで促すとよいと思います。そして，上司も自身の心を健康に保つことが大事です。部下の不健康は心配だとは思うのですが，その人たちを支援するためにも，自分の健康を守ることが重要になります。自分だけでその問題を抱え込まないで，周囲の人やさらなる上司に相談できる体制ができているとよいでしょう。

(4) 誰がアセスメントを行うかと連携の必要性

　新しい職場に移った後に，不調に陥る場合がみられます。今までの職場のやり方と異なり，また，新しい所でよい評価を得ようと思うのは当たり前の思いです。そこでがんばろうとするのですが，仕事内容との相性や，職場のなかの方法や対人関係になじむのに時間がかかったり，うまく適応できなかったりする場合があります。新しい上司にすぐに自分のできなさを訴えられるはずもなく，周囲に相談できる人がいないと，真面目な人ほど自分を責めて悩んだり，焦ったり，いらだったりと不調

に陥りやすいと思われます。

　このような場合は，斜めの関係の人が働きかけるとよいといわれています。図に示した，白い三角の人が斜めの関係になります。この位置の人が声をかけ，状態の把握や相談役割を担います。この場合は，直属の上司（図の中の▲）と連絡を密にすることが大事です（図の点線の双方向の矢印で示しています）。これは，職場の環境を整えたり負担を軽減したりするのは，直属の上司の役割だと思われるからです。また，客観的な情報も必要です。不調に陥っているときには視野が狭くなっているので，職場の環境で本人にみえていないことが関係している場合などもあります。本人の考えや思いの確認と，現実的な環境や動きはどうなのかをつき合わせながら判断する必要があると思われます。その場合には，直属の上司や同僚からの情報が重要になります。

　上司の横の連携がうまくいっている場合には，気になりながらもまだ関係ができていない部下について，同僚にそれとなく状態を尋ねてくれるように依頼することもできるでしょう。常日頃から，上司同士でメンタルヘルスに関する情報の交換などが行える職場環境をつくることが必要と思われます。

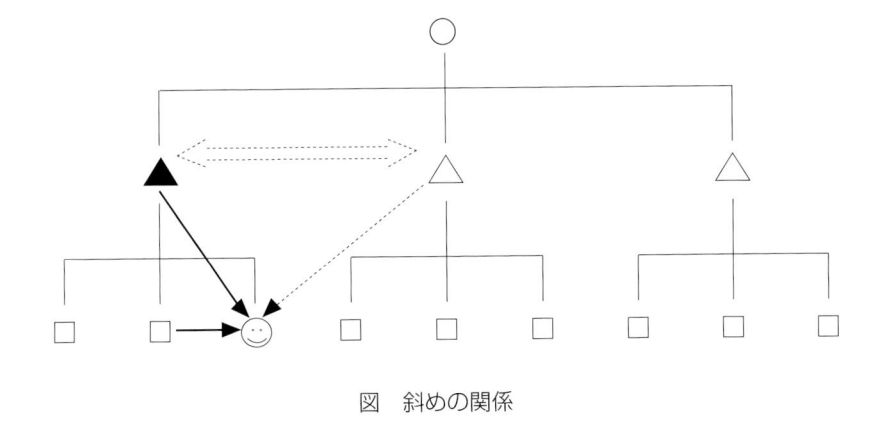

図　斜めの関係

5）傾聴の実際・演習

　気になる部下に声をかけ，健康が心配なことを伝え，相手が「実は……」などと話し始めたら，ここからが傾聴の技術を使うタイミングです。傾聴以外にも話を聞くときの姿勢や技法がいくつかあります。傾聴と一緒にそれを説明しながら，実際の場面で考えていただきます。

　話をきくという時には，3つのきき方があるといわれています。「訊く」「聞く」「聴く」の3種類です。「訊く」は相手に尋ねる，尋問などのように使われる言葉で，相手に尋ねることを指します。「聞く」は単純に話を聞くことです。最後の「聴く」は傾聴につながる聴き方で，「自分の身を入れて聴く」以外に「相手の気持ちを受け取る」ことを含みます。この相手の気持ちを受け取ることは，メンタルヘルスの面接の際にはとても重要なことです。メンタルヘルスに不調を感じている人は，多くが誰にもわかってもらえない体験をしています。それが状態をさらに悪化させているようにも思えます。私たちは，1人でも理解者がいると思えるときには，何もしてもらえなくても安心し，気持ちの安定が得られます。この際の理解者とは，気持ちを理解することです。その意味で，傾聴では相手の気持ちに焦点を当てて聴くことが大事になります。

　傾聴以外の効果的なコミュニケーションの技法として，私たち看護師は，「沈黙」「反復還元」「明確化」「感情の反映」「現実提示」などの技法を使います（資料2）。それぞれの言葉の内容は資料に示す通りですが，メンタルヘルスの話を聞くなかで大事なのは，「感情の反映」です。これは今述べたように気持ちを理解する際の技法として使います。話し手の感情を察知し，言葉で伝え返すことが，相手を理解していることを伝えることにつながり，相手に安心を届けます。また，それにより話

資料2 ≪傾聴以外の効果的なコミュニケーション技術≫

沈黙	相手に期待と関心を寄せた沈黙。このような沈黙は相手の話を促すうえで有効であり，傾聴とともに使われる。
反復還元	相手の話の要点を取りあげ，相手に返すこと。話の重要な点や見落としそうな点を取りあげ，くり返すことで，話の筋を確認すること。
明確化	相手の話のなかで，ほのめかされたことや，あいまいなことなどを明らかにし，それを明瞭な言葉で言いかえること。直接表現できない気持ちを正しく理解し，受け止めることができる。
感情の反映	話の内容に伴った相手の気持ちを察し，それを言葉で伝えること。相手の感情をよく理解していることを伝えられる。話の内容よりも気持ちに焦点を当て，共感的理解を示すことができる。これによって相手が自分自身の隠された気持ちに気づくこともある。
現実提示	相手が誤解している場合や，主観で解釈しているとき，現実に添って事実を示すこと。客観的な視点を取り戻すことができる。

し手が自分の感情に気づくこともあります。

　話を聴く中で，励まそうとしたり原因を追究したり，「多分こうだろう」という自分の思いを伝えるのではなく，相手の気持ち，感情，欲求に焦点を当て，「○○と思っている，感じているのだね」と理解したことを伝えることが，傾聴では一番大事なことになります。もし言葉で大丈夫といっても，表情や態度がつらそうにみえる場合は，「つらそうにみえる」ことを伝えるほうが，相手の本当に伝えたいことに近い場合があります。「傾聴とは」で述べたように，ただ言葉だけでなく，目を使ってどのようにみえるかにも注意することが必要なのは，このような場合があるためです。

　実際に演習で，話を聴くときの留意点や，態度について体験してみましょう。演習の体験から，自分が使えそうなものをみつけていただけたらと思います。

資料3 ≪面接技術（積極的傾聴）演習≫

1．講師の言ったことを書いてください。

[   ]

　講師が「三角を3つ書いてください。次にその下に線を引いてください。最後に横に丸を書いてください」という。
　それぞれに枠の中に，書いたものを隣同士で見せ合う。
　＊この体験で，同じことを聞いても同じ図はほとんどなく，講師の言葉を文字でそのまま記載する人も現れる。人によって解釈が大きく違うことを実感してもらう。

2．ロールプレイ（役割演技）をしてみましょう
①

| A：最近仕事でいっぱいいっぱいでとっても大変。私ばかり雑用をまかされてて，次々にいってくるので，回らないんですよね。うちの上司は，私にばっかりで，他の人にはあまりいってないのに…。 |
| E：それは大変だね，でも，Aさんは優しいから，頼みやすいんじゃないの？ |
| A：〔Eさんの返しに対しての答え。あるいは感想〕 |

②

| A：最近仕事でいっぱいいっぱいでとっても大変。私ばかり雑用をまかされてて，次々にいってくるので，回らないんですよね。うちの上司は，私にばっかりで，他の人にはあまりいってないのに…。 |
| E：仕事がいっぱいで回らないんだ。Aさんだけがいわれるんだ。それで大変なんだね。どんな仕事をいってくるの？ |
| A：〔Eさんの返しに対しての答え。あるいは感想〕 |

③
A： 最近この仕事向いてないんじゃないかって思うんですよね。自分で決めることとか少なくって，上の人はいうことがコロコロ変わるし…。気分であたってくるし…。もともと何かを作ることが好きで，学校の宿題でも，夏休みの工作とか好きだったから…。公務員じゃなくて，何かものを作る仕事のほうがいいかなって…。
F： まだ数年しか働いてないのに，それではどこに行っても同じだと思うよ。この仕事は自分で決めて入ってきたんだろう。仕事はどこに行っても楽しいことばかりじゃないからね…。
A： 〔Fさんの返事に対する答え，あるいは感想〕

〔　　　　　　　　　　　　　　　　　　　　　　　　〕

④
A： 最近この仕事向いてないんじゃないかって思うんですよね。自分で決めることとか少なくって，上の人はいうことがコロコロ変わるし…。気分であたってくるし…。もともと何かを作ることが好きで，学校の宿題でも，夏休みの工作とか好きだったから…。公務員じゃなくて，何かものを作る仕事のほうがいいかなって…。
F： この仕事が向いてないと思うんだ。自分で決めることが少ないと感じるんだね。それじゃあ，やりがいが感じられないね。
A： 〔Fさんの返事に対する答え，あるいは感想〕

〔　　　　　　　　　　　　　　　　　　　　　　　　〕

　隣り合った2人が組になり，①～④に示されているA氏とB氏の役割をそれぞれ，言葉に出して語り合う。その後に，その時の自分の感想を書き留めておき，役割を交代しながら演習する。
　＊どの態度がいちばん自分の話を聴いてもらえたと思えたか，を体験する。

3．話そうと思うこと，悩み，愚痴など…（メモ　　　　　　　　　　）
（　　　　）に書いたことを相手にしゃべってください。（1分間）

①相手の方は，まず「石」になって聞いてください。（石はなにも感じず，何も答えません。）

```
語った人の感想


```

②相手の方は「うなづき」ながら聞いてください，途中で「一言だけ質問」をしてください。

```
語った人の感想                    聞いた人の感想


```

自分が話してもよいと思える，愚痴や悩みなどのテーマをメモする。
隣り合った２人で組になり，次の演習を実践する。

①１人が自由に語り，聞き手は「石」（何も感じず，何も答えない）で聞く。交互に約１分間しゃべり，お互いの感想を書く。
②次に，聴く方は，「うなづき」ながら話を聴く。１回だけ質問することを課す。同じように交互に実演し，その感想を書く。
  * 何を返されると話しやすいかを体験してもらう。励ましや説得を排除して，聴くことに徹することを体験してもらう。

第5章　職場のなかのちょっと変わった人たち
発達障害とその周辺

1．発達障害とは何か

　最近，発達障害という言葉が巷でよく聞かれるようになってきました。新聞紙上にも珍しくなく登場しますし，一般読者を対象として現代的なことがらを平易に解説した新書本で，発達障害を取り上げたものも多くなってきました[1)2)]。

　このように発達障害が広く知られるようになってきた大きな要因は，平成17年4月に発達障害者支援法が施行されたことでしょう。この法律において，発達障害が初めて法律のうえで障害として位置づけられ，福祉サービスの対象として正式に認められたのです。

　言葉としてはよく知られるようになった発達障害ですが，実際にはどのようなものであるかについては完全に正しく理解されているとはいいがたいところもあります。発達障害と一口にいっても，複数の障害の総称であって，その人が該当する障害種によって，現れる症状や苦手なところは異なります。そこで，まずは発達障害の基礎概念について述べたいと思います。

　発達障害とは，元来は「発達の途上でその状態が明らかになる障害」ですが，現在の日本で発達障害というときには，上述の発達障害者支援法にある定義によることが多くなっています。同法第二条に「この法律において『発達障害』とは，自閉症，アスペルガー症候群その他の広汎性発達障害，学習障害，注意欠陥多動性障害，その他これに類する脳機能の障害であってその症状が通常低年齢において発現するものとして政令で定めるものをいう」とあり，(1) 自閉症スペクトラム障害

（自閉症の仲間の障害；Autism Spectrum Disorder：ASD）（自閉症，アスペルガー症候群その他の広汎性発達障害），(2) 学習障害（Learning Disabilities：LD），(3) 注意欠陥／多動性障害（Attention Deficit / Hyperactivity Disorder：ADHD）の3つが発達障害の主たるものとされています[3]。

　これらの障害のなかでASDだけが知的発達に著しい遅れを伴う（生涯言葉をしゃべらない人もいます）ものから非常に高い知能を有するものまで幅広く存在していますが，他の2つの障害は全般的な知的発達に遅れはないとされます。

　ASDは従来よりよく知られていましたが，併発する知的発達の遅れ（つまり知的障害）を主とした障害として福祉の世界では扱われており，知的障害としての福祉サービスを受けていました。ところが近年は，知的遅れのあるタイプよりも知的遅れのないタイプのほうが多いことが明らかになっています[4]。これら知的発達に遅れのない高機能型ASD，LD，ADHDの人たちは，通常の高校や大学，専門学校などを卒業してから社会に出ていることがほとんどです。

　各障害の特徴は以下の通りです。

1）自閉症スペクトラム障害（ASD）

　自閉症スペクトラム障害（ASD）のなかには自閉症やアスペルガー症候群が含まれています。自閉症とは3歳以前に言葉の発達に遅れがあって，①他人との社会的関係の形成の困難さ，②言葉の発達の遅れ，③興味や関心が狭く特定のものにこだわることを特徴とする行動の障害です[5]。

　3歳を超えて言葉の遅れが続くと，それはもはや言葉だけではなく知的発達全体の遅れということになるので知的障害を伴う自閉症ということになりますが，一方で3歳を超えたあたりから言葉が急速に発達して小学校入学頃には通常の発達（「定

型発達」といいます）の子どもと変わらないくらいに知的能力が伸びてくる一群もあって，それらを高機能自閉症と呼びます。

　アスペルガー症候群は3歳以前の言葉の発達に著明な遅れはないけれど，対人関係形成の困難さ，興味の偏りやこだわりを示すもので知的発達に遅れのないものを指します。つまり，知的遅れのないASDのなかで，3歳以前に言葉遅れのあったものを高機能自閉症，言葉遅れのなかったものをアスペルガー症候群と診断するのですが，小学校入学以降の年齢における両者の状態像には類似性こそあれ，差異を認めることはできないとされます。ですから「知的遅れのないASD」としてまとめて扱っても問題はありません。

2）学習障害（LD）

　学習障害（LD）は，基本的には全般的な知的発達に遅れはないが，読み，書き，計算など学習上のスキルのうち特定のものの習得と使用に，著しい困難を示すさまざまな状態を指すものであるとされます[5]。

3）注意欠陥・多動性障害（ADHD）

　注意欠陥・多動性障害（ADHD）とは，年齢あるいは発達に不釣り合いな，①注意力の欠如（集中の持続時間が短い，ちょっとした刺激に反応する，努力を必要とする課題を嫌がるなど），②衝動性（やりたいと思ったら自分を押さえることができない），③多動性（よく動き回る）を特徴とする行動の障害で，社会的な活動や学業の機能に支障をきたすものです[5]。

　ADHDには①から③までのどの特徴を有するかで3つの下位分類があり，①のみの特徴を示すものを不注意優勢型（ADHD-I），②および③特徴を示すものを多動-衝動性優位型（ADHD-H），①②③すべての特徴を示すものを混合型

（ADHD-C）と呼んでいます。

これら3種類の発達障害は、いずれも「中枢神経系（つまり脳のこと）に何らかの要因による機能不全がある（うまく働かない箇所がある）」とされます。この機能不全は生まれながらに持ち合わせたものであり、子育てのまずさなどの環境によるものではないことを理解すべきです。

また、これら3種類の発達障害の症状が1人の人間に同時にみられる、つまり障害が合併することはまれではありません。ですから、その人の不適応や問題行動を支援し、軽減させるためには、どの障害特性からきている不適応なのかを見極める必要があります。

2．大人の発達障害

1）成人期の状態像

前節で述べた3種類の発達障害は、成人期に至ると以下のような状態になります。

（1）ASD（マイペースが強く対人関係がうまくとれない、こだわりが強い）

・友人がいない。友人関係が長続きしない。
・話し方がぎこちない。タイミングのよい受け答えが苦手。
・いつも決まり切ったパターンで行動し、その場に合わせた行動ができない。
・自分の言動によって相手がどう感じるかを考えられない。周囲がどう思おうと関係なく行動する。
・ひとりで一方的に話し続ける。人の意見を聞こうとしない。
・話の流れや文脈が理解できず、場違いな発言をしたりする。
・気持ちの切り替えが下手。
・決まりをかたくなに守る。予定が崩れることを嫌がる。

・興味・関心が偏っている。

(2) LD（読み書き・計算のどれかが極端に苦手）

・意識してもとても読みにくい字しか書けない。
・簡単な計算をよく間違える。

(3) ADHD（不注意・多動性・衝動性が3特徴）

・多動性・衝動性は減少して，不注意や落ち着きのなさだけが残る場合が多い。
・多動性・衝動性から来る活動性の高さが「適応」の範囲内であれば，「エネルギッシュに活動して，生産性の高い人」という高評価を受ける。
・衝動的に行動する，つまり「思いついたら我慢できない」ので，「勇み足」になることもある。
・注意の欠如によって，「うっかりミス」が多い。
・整理・整頓が苦手で，机の周辺に荷物が散乱している。

2) 医学的診断の有無と成人期の状態像

　　就労している発達障害の成人の状態像には，本人が元々持っている特性に加え，成人期に至るまでに本人が学校や家庭のなかでどのような経験をしてきたかが大きく影響してきます。ここでは，本人や周囲の障害受容という観点から，医学的診断の有無や診断名を周囲に知らせているかどうかの別毎に，本人の状況を考えてみます。

(1) 医学的診断を受けていない場合

　　現状では，医学的診断を受けないまま成人期に至り，職場で困っている発達障害の人がたくさんいます。通常小学校低学年頃までに症状が明らかになる発達障害で，診断を受けないまま

成人期に至ってしまう理由としては，①言葉の発達や知的発達の遅れもなく，幼児期・学童期からずっと大きな不適応がないまま成人した，②対人関係や集団行動上の問題はあり，保護者は心配していたが，とりあえず勉強はよくできて，学校では支援を受けて次第に集団適応がよくなったため，診断を受けずにきた，などが考えられます。

①の場合は大きな不適応がなかったため，「なぜ私だけ物事がスムーズにいかないのだろう」といった，本人が多少の不全感を感じる程度で，大きな心の傷（トラウマ）はないまま成人しますが，②の場合，周囲から適切に理解され適切に扱われてこなかったため，多くの挫折経験をしてきます。周囲に対して過度に迫害的な見方を身につけてしまっている場合が多く見受けられます。また，生来持っている発達障害としての特性に上乗せして，うつや強迫神経症，不安障害などの二次障害を併発していることもまれではありません。

現状が行き詰まると，過去のつらかった体験（トラウマ）が意識に上ってきて大きな混乱を引き起こす「フラッシュバック」が生じることもあります。成功経験の少なさから自尊心が非常に低くなっており，自尊心を傷つけられるような状況にはとても敏感になっていることもあります。

自己理解という点からいえば，診断なしのまま成人期に至った場合には，本人はそもそも自分が発達障害だと思っていません。ですから，①うまくいかないことはわかるが，なぜうまくいかないかわからない，②自分としてはいつも正しい言動をしているはずなのに，なぜか周りが怒り出すかわからず，周りの人たちが変だと逆方向に解釈してしまう，③自分は変な人間かもしれない。しかし昔と比べればできることも増えたし，いまのほうがうまくいっている。トラブルになるのは相手が悪い，などと解釈してしまいます。

(2) 成人期に至るまでに医学的診断を受けているが，障害を雇用者側に告知しないまま就労している（クローズ就労）場合

　　診断済みで療育的支援を受けてきた場合には，療育者から対人関係が苦手であることをさんざんいわれてきたので，対人関係の取り方としては「受動型」（自ら積極的に他者に関わっていくのではなく，誘われれば後からついていく状態）になっていることが相対的に多くなります。受動型になって，出しゃばらずに，周囲の様子をみてから行動しようとするのが習慣化していると，学校のなかでは大きな問題は起こりません。ところが自分1人で判断したり，積極的に物事を行うことを求められる職場では，いわゆる「指示待ち」人間のようになってしまい，上司から叱責されたり，同僚から非難されたりします。また，他人の様子をみてから動くため，自分1人でできるスキルが意外と身についていない可能性もあります。

　　必要最低限の関わりのみ持つことにして，義務でないことがらには参加しないような振る舞い方を身につけて成人になっている人もいますが，この場合も積極性に欠けるとか，自身の考えのみで「必要ない」と判断してしまったりすることが問題化することがあります。

　　職場に対して障害を告知していないため，未診断の人と同じく，発達障害の特性からくる仕事上のつまずき，独特の立ち居振る舞いに対して理解を得られないため，サボっている，常識のない人間などの不当な非難を浴びることになり，とてもつらくなります。

　　就労前には適切な支援を受け続け，本人の能力特性に合わせた適応が図られていたのでクローズで就職したけれど，会社というあまり保護的ではない環境において不適応が著しくなり，周囲からの理解を得るために障害をオープンにすることもあり

ます。しかし，オープンにしたとたんに雇用者側や職場の同僚の態度が変わって，次第に居づらくなってきた，あるいは，露骨に退職・転職を勧められることも少なくありません。

(3) 成人期に至るまでに医学的診断を受け，障害を告知して就労している（オープン就労）場合

　障害をオープンにして就労しようとすると，一般就労では履歴書をみた途端に不合格とする企業がほとんどです。あえて発達障害であることをオープンにして就職活動するのは，理解を得ながら就労する「障害者枠就労」を目指すためです。企業は従業員50人に1人は障害者を雇用しなくてはならない，と法律で定められていますので，障害者を一定人数雇用しなければなりません（残念ながら，違約金を支払って雇用をしない企業も存在しますが…）。

　障害者枠で就労すれば，給料は若干下がりますが，障害者としての理解と配慮を職場では受けることができ，安定して就労を続けることができるとされています。ただし，この「障害者枠」では，障害の種別を問わないので，身体障害の人，ついで知的障害の人が優先して採用される傾向が強いとされ，発達障害の人たちにとっては狭き門となっています。

3．対応や支援のあり方

　発達障害の人は，身体障害や知的障害の人たちと違って，周囲からの理解を得られにくいといえます。彼らは知的に遅れがないにもかかわらず，意外なところでつまずいたりトラブルを起こしたりしますが，それは発達障害の特徴である「能力に凸凹がある」ところからきています。専門的知識は非常に高いレベルで持っていたり，目でみたものは一度ですべて覚えてし

まったりなど、とても高い部分があるかと思えば、簡単な対人関係のルールがわからなかったり、いわれたことだけをして応用を利かすことができなかったりなど、非常に低い部分もあります。この凸凹ゆえに、周囲からはどう接してよいか、とてもとまどわれることになります。

通常、人間は他者と接するとき、その人の一部の側面を評価して、だいたいこの人はこれくらいのレベルだろうと考えて接します。発達障害の人と接するときはこれではうまくいきません。一面的な見方を止めにして、その人の凸凹のある特性に合わせた対応をするべきです。ここでは、発達障害の人たちの能力特性に合わせた対応法について考えます。

1）基本的なこと
（1）優先順位を決めて取り組む

発達障害の人に職場での不適応を改善するための対応や支援を行おうとすると、いくつもの問題点があげられて、それを一時に対応しようとしがちになりますが、あまり欲張らずに対応するのが肝要です。職場だけではなくその人の生活全体を考慮に入れたうえで、優先順位の高い課題を1つ2つ選び、継続して取り組むこと。決して焦ってはいけません。生活全体を視野に入れるときに考えるべきポイントは以下の通りです。

①生活が安定して、肉体的に健康であること

ありきたりですが、健康的な毎日を送っていることが仕事を続ける体力や精神力を培う意味で大変重要です。具体的には、病気などをしていない、昼型の生活を送れている（ゲームやインターネットなどで夜更かしをして寝不足などになっていない）、バランスのとれた食事がとれている、清潔管理ができている（センスがよいというわけではないが、周りに不快感を与

えないような服装ができる。毎日入浴をしている。頭髪もそれなりに，爪を切っている）などです。

②情緒的に安定していること

これは実はとても大切なことであって，社会性をうまく身につける前提となる条件です。悩み事などがあって精神的に不安定になっていると，身につくべきものも身につきません。能力の凸凹のうち，職場での不適応は低い部分から生じています。不安がなく情緒的に安定できるような環境をつくるためには，この能力の凹んでいる部分にうまく理解と支援が得られるようにすべきです。本人の能力の上限に合わせて仕事などを設定すると，いつも背伸び状態で，情緒的にはしんどくなります。本人の能力の低い部分に合わせたところから仕事を考えるのが，余裕のある環境ということになります。

③必要最低限の社会的マナー，対人関係上のルールを身につけていること

明示されたり，文章化されたりしたルールが身についていることは，他の定型発達の人たちと一緒に仕事をする際には必要です。本人にルールを教えたり，視覚的にルールを明示したりしながら，身につけてもらいましょう。

④その場その場で求められる少し高度な対人関係のルールを身につけること

これには，スモールステップといって，目標までの過程を細かい段階（ステップ）に分け，少しずつ目標に近づいていくやり方を用います。ただし，暗黙の了解や臨機応変の対応など，高度な社会性が要求される対人スキルについては，障害の中核的なところですから，本人が努力しても改善していかない部分もあります。後述する「理解と配慮」で対応するしかない場合も多いようです。

(2) 自尊感情を傷つけないこと

　　発達障害の人たちは高い能力を有する部分がありますから，プライドは一般的に高めです。後述するように，自己特性の理解はあまり得意ではありませんから，能力の低い部分については気づいていないことも多いのです。したがって対応や支援を行うときには，自意識を傷つけないように，自尊感情が低下しないように支援を行うことが必要です。自尊感情の低下を避けるためには，有能感を持たせること（自分はこんなことができるという感覚を持ってもらう，できて周囲から誉められたり，さすがと認められたりする経験を持つことなど），間接的ですが，所属感を持たせる（自分を受け入れてくれて認めてくれる集団を持つこと）ことなどが有効です。

(3) パターン的な社会性の獲得

　　発達障害の人たちの社会性の獲得の仕方は，1つのパターンを覚えたらそれを場面に合わせて臨機応変に応用するというやり方ではなくて，少しでも様子の変わる場面についてはそのつど適した社会的ルールを覚えていくというやり方です。つまり，状況とルールを1対1のパターン的に覚えていくのです。これは1つのパターンを習得してもまたすぐに未知のパターンが出現するので，とても手間がかかります。努力して数多くのパターンを習得して，最も適応した人でも，言動の仕方には何かしらぎこちなさが残ります。ただし，このぎこちなさは周囲が下に述べる「少しの配慮」をして，それを認めるべきことがらだと思います。

(4) 現在の生活を充実させること

　　支援の際の基本的方針に1つに，過去を振り返るのではなく，現在進行形の生活を充実したものとすることというのがありま

す。認知・行動上の特性に凸凹を持ち，対人スキルやコミュニケーション・スキルに劣る彼らは，成人期に至るまでの成長の過程で，多くの人たちが何らかの被害的・否定的体験をしています。過去に経験してきた被害的，否定的体験は，彼らの場合簡単にトラウマ（心的外傷，心の傷のこと）になりやすいのですが，このトラウマは何年たっても消えることはなく（最近はEMDRのようなトラウマを解消する治療法も開発されてはいますが，限界はあるようです），現在の生活で行き詰まると噴出して，現在の生活に悪影響を与える，つまり現在の生活を不安定にします（フラッシュバック）。このように過去のつらかった体験を思い出して，そこでの反省をふまえてこれからの振る舞い方を考えるというやり方を本人と一緒に考えるのは，時にうまくいかないことがあります。

　過去よりも現在，これからの生活を，仕事がうまく継続できて，周囲からも認められるような形にするのがよいと考えられています。あるいは，これまでの仕事とは全く違った仕事内容を始めて，そこで充実した生活を送るようにすることも，うまくいくことがあります。

2）職場での対応

　1）で述べたようなポイントをふまえたうえで実際の職場での対応を考えるわけですが，対応の基本は，「適切な理解」と「少しの配慮」です。「適切な理解」とは，その人の障害特性を正しく理解することです。特性には，認知上・行動上の特異性，本人も知らず知らずのうちにやってしまう「こだわり」，感覚の過敏さなどが含まれます。いかに高機能であっても，仮にも障害と名のつく以上，いわゆる定型発達の人と比べてできないことはあります。それを，「サボっている」とか「マナーが悪い」などと考えるのではなく，生来持っている特性ゆえの「できな

さ」だと理解することです。

　そして，彼らの障害特性の正しい理解のうえに「少しの配慮」が成り立ちます。この「少しの配慮」とは，このようなことです。彼らの特性は，仕事の本質的な部分で致命的になる場合もありますが，定型発達の人たちがつくり上げた社会の秩序のなかではできないだけのこともあります。後者の場合，彼らの直すことのできない「個性」として多少大目にみてもらうことができれば，発達障害の人たちは仕事を続けることができるようになります。

　障害を持つ人たちとそうでない人たちが，お互いを認め合って同じ社会のなかで生きていくこれからの「共生社会」において，お互いの特性に対する配慮をすることは当然求められることだと思いますが，いかがでしょう。

　以下には，「少しの配慮」で解決できることがらの例をいくつかあげます。これらの例のなかには，簡単に実行できるものも多く含まれています。簡単なことを実行するだけで，発達障害の人が仕事を続けられる環境ができあがるのです。

(1) 仕事そのものに関すること
①仕事上で食い違いが生じる

　　　　　上司などが指示をして仕事をさせるときに，発達障害の人は期待とは異なった方向へ仕事を進めて，結果がうまくいかない場合があります。これはまず指示の出し方が発達障害の人の特性に合っていないところから生じています。いわゆる「暗黙の了解」が理解できずにトラブルになっています。

　　・細部まで指示を出していない：「ここまで言えばわかるはずだ」と中途まで言語指示をして，その後は「いつもやっているやり方を応用して自分で考えてくれ」では理解できません。その時に明示されなかった部分についてわからない旨を上司など

に質問できればよいのですが，往々にして自分1人の考えで仕事を進めるので，上司の期待する方向とは違う方向へ進んで，仕事がうまくいかないことが多いのです。

　指示は細部まで，具体的に出す必要があります。できれば紙にでも書いて，まずはどこまですればよいのかを指示してください。

　・**直接的な表現をしていない**：比喩，反語表現「～でないこともない」，婉曲表現「～してくれるとうれしいけれど…」は理解しにくいため，直接的に伝える必要があります。

　・**曖昧な指示を出した**：「適当にやって」「自分で考えて，自由にやっていいよ」といった，「状況に応じてやって」ではとまどうばかりです。

　・**一度に多くの指示を出した**：複数の指示には同時に応じられないことが多いので，指示は1回に1つずつしてください。

②自分の担当部分が終わったら次に何もせずにいる

　次にどう振る舞えばよいか（例えば，向かいの席の人の仕事を手伝うなど）の約束事を具体的に決めておく必要があります。彼らは自由な時間は何をすべきかよくわかりません。その時々の職場全体の仕事の進行状況をみて「臨機応変に」振る舞うことは，大変苦手です。これは，仕事をスムーズに進めるためにとても重要なことです。

③手先が不器用でミスをする

　発達障害の人が生来的に持っている不器用さが原因であれば，職場を変更することも考慮すべきでしょう。

④うっかりミスや勘違いが多い

　メモを渡すなどして，指示や約束が目の前に残るようにします。

⑤読み書きの苦手さ

　　　　　文字にルビを振る，指示書の列や行ごとに色を変えて識別しやすくする，手書きの代わりにパソコンやタブレットを用いる，などがあります。

(2) 仕事の周辺のこと

　　　　　仕事内容そのものには関係ないけれど，複数の人間の集まりである職場において，良好で円滑な人間関係をつくるために必要なことがらです。この領域については，「少しの配慮」で大目にみてもらうことが多くなるかと思います。

①あいさつができない

　　　　　元気よくあいさつすることは，相手によい印象を与えます。あいさつは練習次第でできるようになりますので，軽く注意する程度でできるよう指導してください。

②視線が合わない

　　　　　私見ではこれくらいはできないものだと配慮をしてもらう範囲かなと思います。相手に与える印象はあまりよろしくないのですが，仕事の実質とは関係ない部分ですから，そこは大目にみてほしいのです。ただし，営業の職種や接客をメインにする部署など仕事に差し支える場合は，目を合わせる練習をするか，そのような部署から外してもらうことが必要になるかもしれません。

③人前で平気でおならをする，ゲップをする，大きな声で気合いを入れるなど

　　　　　これこそは，本人は「なぜいけないの？」という程度の理解，つまりはなぜよくないかはわかっていないからする行為です。こういうことをするのは，相手を大変不快にさせるということ

を教え，他者がいないところですべきであると教えます。

④昼食を1人だけ離れて食べようとする。休み時間を同僚と交わらず，1人で別の場所にいる

　日本人は「みんな一緒に」行動することがとかく好きです。しかし，昼食や休み時間は本来余暇の時間なのですから，個々人が自由に振る舞ってもよいはずです。仕事で1人勝手なことをしているわけではありませんので，これを非難する必要は全くないですよね。むしろ，「仕事中は努力してみんなとペースを合わせていたので，休み時間くらいは自分のペースでいさせてほしい」というその人の心理を考慮すべきです。「仲間の輪を乱す」などとは考えず，「多少変わっているけれど，あの人はあんなふう」くらいで放っておいてもらうのがよいと思います。

3）専門機関による支援
(1) 相談支援機関

　発達障害者支援法ができたとき，そのなかに「都道府県および政令指定都市に発達障害者支援センターを設置しなければならない」との文言が入ったため，全国に発達障害者支援センターができました。その名称通り，年齢を問わず発達障害者への支援を行ってくれます。悩み相談，学校適応への支援，家族支援，就労支援，職場での不適応に関する相談など，多岐にわたる支援を行ってくれます。

　センター自体は少人数で運営されていることが多いので，発達障害当事者への直接支援よりも間接支援（相談を受けて他の専門機関を紹介したり，一般社会への啓発活動をしたりする）に力点を置いているセンターもあります。

　その他，まだ数は少ないですが，発達障害支援に特化した相談支援事業所もあります。

(2) 医療機関

　　　　発達障害かもしれないと職場の相談室や外部の相談機関に行くと，専門医療機関にかかって確定診断を受けることを勧められます。「職場の同僚とうまくいかないから自分はアスペルガー症候群に違いない」などという訴えで訪れる人がいますが，医療機関では，発達障害ではなくて単なる引っ込み思案の性格だとかといわれることもあります。

　　　　医学的診断は，診断をして発達障害というレッテルを貼るのが目的ではありません。診断というのは，その後の経過の道筋を予測し，診断後の適切な療育や支援を決めるために行われるものです。つまり診断はスタートラインであって，その後の支援（理解と配慮）につなげるための本人の特性の正しい理解を行うためにするものです。

　　　　概ね中学生以降の年齢段階では，精神科を受診することになります。精神科というのはいまだに敷居が高い（発達障害の当事者や保護者のなかには自分たちは精神障害ではないと考える人が少なからずいます）ため，「メンタルクリニック」「こころの診療所」や「心療内科」といった名称になっている場合もありますが，その多くは精神科医によるものです。ただし，小児科にせよ精神科にせよ，発達障害を的確に診断できる医師は全国的にまだまだ不足しており，相談先で適切な医院（というより適切な医師）を紹介してもらうのがよいです。発達障害者支援センターなどの，発達障害のよくわかった相談機関を訪ねてみてください。

　　　　薬物療法については，発達障害の中核症状の一部（落ち着きのなさや衝動性）や周辺症状（不穏状態，うつ状態）などを和らげる薬も存在しますが，表に現れている症状の度合いによって処方される薬や量が異なります。また薬の効果も人によって異なります。専門医による処方を受けてください。

成人で，幼児期以来ずっと集団不適応やいじめなどの問題に悩まされ，自分でも何が悪いのかわからずにきた人たちは，医学的な診断を受けて，長年の謎が解明されたとホッとすることがあります。

(3) 専門機関と継続的な関わり

医療機関や相談支援機関との関わりは続けるべきです。発達障害の人たちは幼少期から何らかの集団不適応を持ちつつ成長していきます。生来持ち合わせた特性は，集団的適応上改善することはあっても，全くなくなってしまうことはありません。現在調子よくいっているから通うのは止めにした，薬を飲むのも止めにしたという声を時々聞きますが，何らかのつまずきによって不適応が著しくなることもあります。

ですからいったん専門機関に関わった後は，調子のよいときにも継続して専門機関に関わり続けるべきだと思います。専門機関の側としても，調子が悪くなったときの様子だけでなく通常の調子がよいときの様子を知ったうえで対応法を考えたほうが，より有効な支援法を提案できますので，結局本人のためになることを理解して，支援に当たる人も発達障害当事者にそう勧めてほしいものです。

4) ジョブコーチによる支援

発達障害者の職場適応のための少しの配慮をタイムリーに行う方法として，ジョブコーチの利用があげられます。

ジョブコーチとは正式名称を「職場適応援助者」といい，障害者，事業主および当該障害者の家族に対して障害者の職場適応に関するきめ細かな支援を実施することにより，障害者の職場適応を図り，障害者の雇用の促進および職業の安定に資することを目的としています。いくつか種類があって，障害者職業

センターに配置されていたり，支援機関に所属していたりします。
　障害者手帳を所持していなくても利用できますが，この場合，すでに就職しており，就労先での勤務先で勤務態度が変だなどの不適応が生じて，雇用者が発達障害者支援センターなどの相談支援機関に相談をしていくうちに発達障害の疑いがあるとなったときに，雇用側が仕事ぶりを何とかしたいという要請を受けて職場に介入する，つまり，既就労者が対象になることが多いようです。ただしクローズのままジョブコーチを利用することは，当然職場に違和感を抱かれることになり，職場に対して障害を伏せている以上，本人としても抵抗はあります。
　また，雇用主に義務づけられている障害者の法定雇用率にカウントしようとすると（雇用開発助成金が出るため），手帳所持が必要になるため，手帳を持ったうえでジョブコーチを利用することを雇用者側から勧められます。
　ちなみに，「発達障害者手帳」というものは日本には存在しません。発達障害があって知的遅れがないとなると，知的障害者に対する手帳である「療育手帳」を取得することはできません。平成22年12月10日の障害者自立支援法の改正により発達障害は精神障害の一部として扱われることが法律上明記されましたので，取得できる手帳は「精神障害者保健福祉手帳」です。

5）発達障害の人たちへのこころのケア

　発達障害の人たちが，数多くの定型発達の人たちのなかで活動する（仕事をする）ことは，いくら理解のある職場であってもとてもストレスの多いものであることは間違いありません。
　元来人の心の動きを読むことが苦手な彼らは，幼少期からの教え（親からのしつけや学校教育や専門的療育とされるもの）によって他人の心を推測しようとする態度を身につけます。これに通常以上にエネルギーがいるのです。多くのエネルギーを

費やしてうまくいけばよいのですが，うまくいかなかった場合は上司から叱責を食らい，同僚たちからは疎んぜられて，挫折経験をし，自尊心を下げます。自尊心が低下していくことが人間の生活のうえでよろしくないことは，よく知られています。彼らの自尊心を回復して，仕事に前向きに取り組めるよう，メンタル面でのケアを行う必要があります。

以下に，発達障害当事者のこころのケアを行う方法についていくつか述べます。

(1) 悩み相談

職場内には産業医と呼ばれる医師がいたり，職場全体の相談室があったりするでしょうが，わざわざそこまで足を運ぶのに抵抗を示す発達障害の人は少なくありません。また現場では悩んでいても，時間がたつと忘れてしまって，トラブルが起きたという結果だけが残る場合もあり，本人の行動改善につながっていきません。

疑問や悩みごとが生じたときにその場で機を逸せず解決できるように，非常識なことでも，仕事上のことでも仕事以外のことについても，職場内で気軽に相談できる雰囲気をつくっておくことは大切です。直属の上司あたりがその役に当たるのが適当かと思います。

(2) カウンセリング（専門的な悩み相談として）

自閉症スペクトラムの当事者を中心として，こうした人たちにカウンセリング的な関わりをする際に注意すべき点は，指示的なカウンセリングが必要な場合が多いということです。

一般的なカウンセリングは受容的に行われることが多いです。つまり，相談にきた人が自分の話したいように話し，話を聴くカウンセラーはそれを受け止めて否定するでなく聴き，ときお

り軌道修正を行う程度です。これは相談者の側に着地点がみえている場合には有効なのでしょうが，当事者がよくつまづいて悩む職場における人間関係を適正なものにする解決策を，彼ら自身は持ち合わせていません。

　発達障害の人たちに自由に話をしてもらうと，自分の世界にはまり込んでいって，だんだん現実離れした方向へ進んだり，時事問題について本人なりの考え方を熱く語り出したりと，本来の相談趣旨からはずれることがあります。あるいは，自尊心の低下している人などでは，話している途中にフラッシュバックを起こすなどしてパニックに陥ることもあります。これでは面談前よりも状態が悪くなってしまい，何のためのカウンセリングだかわかりません。

　それから，何で悩んでいるのかわからないけれど，苦悩しているケースにも遭遇します。この場合には，何が悩み事なのかを整理してあげる必要があります。

　さらに，通常のカウンセリングと根本的に違うのは，悩み事の核心がわかったとしても，それをどう解決すればよいかわからないことが多い点です。話を聴く側が話題を提供して，それに関連した話題を進め，このような場合はこのようにすべきでしょうなど，ある程度指示的に関わるのがよいようです。このような着地点を教える必要性があるカウンセリングは，つまりは受容的なカウンセリングではなく，指示的カウンセリングが必要になるということでしょう。

(3) 行動変容における自覚の大切さ

　カウンセリングを行う目的のひとつに，適切な行動を身につけさせることがあります。それまで行ってきた「不適切」で「非適応的」な行動を，「適応的」な行動へと変容させるわけです。
　ASDの人の中心的な問題である社会性の障害に対するアプ

ローチとして，まず「明示されている」対人関係のルールの理解から始めて，その次に「暗黙の了解」を理解する段階に進みます。その際には，「経験から学びなさい」ではなくて，「このように振る舞ったり答えたりするのが社会のルールだ」と，外付けで教えるのが有効だとされています。筆者もそれはその通りだいうことを相談の経験から実感しています。

　ところが，思春期を越えると，このようなやり方だけではうまくいかない例も経験します。それまで周囲の大人がいうことに素直に従っていたものが，「わかってはいるけどしないんだ」となったり，被害的感情が強くなり，周囲からの助言はとりあえずすべて拒否となったりします。このような場合，生じている不適応を改善して適応的な行動を獲得するためには，本人が前向きになって「自分のこういう行動はよくないので，努力して変えていこう」と自覚することが大切になります。

　そして自覚的になってもらうための有効な手法として，本人のことを認めるというのがあるのかなと思います。本人の言い分に対して，最初から「そのやり方はダメだ，その代わりにこうすべきだ」と決めつけずに，とりあえずは肯定的に受け止めて，本人なりの思考方法を把握したうえで，「あなたの考えはよくわかったが，この部分はこういうふうに変えるのがよいのではないでしょうか」などともっていくようにするのです。

　本人の言い分を受け止めては少しずつ返す，のくり返しのなかで徐々に意識変容を図り，行動変容につなげていくこのやり方は，成果も少しずつしか現れず，非常に根気の要るものです。しかし，いったん自覚的になりさえすれば，「本人がわからないルールを外側から教えていく」という本来的な助言が可能になってきて，その後のステップに進みやすくなります。実際に，本人自らが自分の行動を変えていきたいと思って相談に来られるケースはスイスイと話が進んでいくようです。

(4) 自己特性理解の難しさ

　発達障害の人たちが示す言動は，周囲からみれば奇異なことがあり，さまざまな形で不快感を与えたり，トラブルを起こすことがあります。自分がどのような行動特性を持っているのかを客観的に理解することは，周囲とうまくやっていくときに必要になりますが，この自己特性の理解は，彼らにとってはとても難しいことのようです。

　相手の気持ちを読むことが苦手で，相手の立場に立って考えることができにくい彼らが周囲の人たちの言動の意図について考えるときには，一方的な見方になりがちです。あるいはセルフ・モニタリングといって，自分の意図がうまく伝わっているかどうかの理解も難しいです。

　周囲や上司から奇異な言動について注意されても，自分はどう振る舞えばよいのかがわからず誤った言動をくり返します。ここはこう振る舞いなさいとルールを教えられると，教えられたルールをそのまま忠実に守り，場面が変わっても同じパターンで行動するため，悪気はなくとも相手を不快にさせたり，それにさえ気づかず，気がつくと周囲と疎遠になっていたという状態になることは多いようです。

　発達障害の当事者の自己理解を促すためにはどうすればよいでしょうか。受容的な雰囲気の小グループ活動のなかでの自己理解を図るのが1つの方法です。緊張が少なく，リラックスした状態で，自己を遠慮なく出すことができる。そのなかで，周囲の人の言動をみる余裕ができる。少人数のグループを長期間にわたって継続させることが仲間づくりにもつながり，彼らを長く支えることにつながります。

(5) 当事者のためのサロン

　ここでは，筆者がここ数年来行っている成人当事者のためのサロン活動について書いてみます。

　このサロンは，高校や大学を卒業したけれども就職できずにいる ASD の人たちを対象として，就労までのつなぎの場所をつくるという目的で始めました。原則として毎週1回平日の午後に2時間ほど集まって1週間の体験談を発表したり，人生ゲームや UNO，トランプといったやりとりを伴うゲームをしたりして過ごします。こんなことを続けているうちにサロンの常連になると，参加者同士仲よくなってきます。定期的に通ってくる人たちのメンタルヘルスを調べてみたところ，うつや不安といった要素が，サロンに通い続けることで軽減していました[6]。

　このように，気の置けない当事者同士のサロンで集ってしゃべったりゲームをしたりするような居場所を職場以外に持っておくことは，彼らがストレスをはき出して精神状態をリセットしたり，彼らが受け入れられる場所を確保するという意味でも，彼らの精神衛生を保つうえでとても大切だとわかります。

4．周辺の人たち ── 診断はされていないけれど，それらしい特性を示す人たちにどう関わるべきか

　ASD 当事者と関わっていると，その保護者が「風変わりな人」や「こだわりがややきつい人」であることを時々経験します。そういう人たちを BAP と呼びます。

　BAP とは Broader Autism Phenotype の略称で，日本語では広範な自閉症の表現型と訳されますが，簡単にいうと「自閉っぽい人」といったところでしょうか。ASD 当事者の家族にし

ばしば認められる，ASD 当事者と類似した認知・行動傾向を示す人たちを指します。これが，知的障害の強い自閉症から知的遅れのないアスペルガー症候群への，自閉症の連続（スペクトラム）の続きとして定型発達との間に存在するともいわれます。

このような BAP ではなくとも発達障害のような特性を示す人たちは，職場にはいます。それは本当は発達障害なのだけれどもまだ医学的診断を受けていない場合もあれば，単にそれらしいというだけで，発達障害ではなく性格の偏りであるかもしれません。

近年では，インターネットが普及したこともあって発達障害に関するある程度の知識を持つ人が増えてきましたが，それは逆に，「つきあいにくい人はすべてアスペルガー症候群」などといった，誤った決めつけにもつながりがちです。発達障害の人を正しく理解して支援的関わりをすることは大切なことですが，安易な「見立て」は危険をはらんでいます。それらしい傾向が感じられて，なおかつ職場での不適応が著しくなったら，まずは職場内の相談室で相談してみることを勧め，そこから必要に応じて外部機関につなぎ，発達障害の診断は必ず専門の医療機関で行ってください。

それでは，専門的な診断を受けに行ってもいないし，医療機関へ行っても診断がつかなかった人にどう対応すべきでしょうか。これまで述べてきた対応法は，発達障害と確定していなくても，それらしい人に対する対応法としても通用するものです。

本人の特性を細かく把握して適度な配慮を行うことは，発達障害であってもそうでなくてもその人の職場適応に役立ち，結果として職場環境を良好にします。診断名ではなく，その人その人の示す行動特性に応じた対応を行ってください。

5．まとめ

　いま職場には，発達障害あるいはその疑いの人が複数存在するのが通常の状態になっています。それらしい人がいたときには，決して排除するのではなく，正しい理解と少しの配慮で彼らの職場適応を図ることを求められるのが現代の職場です。

　その際には，彼らの特性に合わせた独自のやり方があります。また，診断がついていても診断名に対する支援を行うのではなく，診断のついていない場合も含め，彼らの示す特性に合わせた支援を組み立てることが肝要です。

引用文献

1) 竹内吉和：発達障害と向き合う．幻冬舎ルネッサンス新書，2012．
2) 星野仁彦：発達障害に気づかない大人たち．祥伝社新書，2010．
3) 厚生労働省ホームページ：発達障害者支援法．2004．
   http://law.e-gov.go.jp/cgi-bin/idxselect.cgi?IDX_OPT=4&H_NAME=&H_NAME_YOMI=%82%a0&H_NO_GENGO=H&H_NO_YEAR=&H_NO_TYPE=2&H_NO_NO=&H_FILE_NAME=H16HO167&H_RYAKU=1&H_CTG=47&H_YOMI_GUN=1&H_CTG_GUN=1
4) 杉山登志郎：発達障害のいま．講談社現代新書．2011．
5) 発達障害情報・支援センター：発達障害を理解する．2013．
   http://www.rehab.go.jp/ddis/発達障害を理解する/%E5%90%84%E9%9A%9C%E5%AE%B3%E3%81%AE%E5%AE%9A%E7%BE%A9/
6) 清水　聡：高機能自閉症スペクトラム障害成人のサロン活動．日本自閉症スペクトラム学会第8回研究大会発表論文集．p.45，2009．

第6章　大学との協働

　多くの職場でメンタルヘルス不調者が増えており，精神障害についての労災保険の請求件数も認定件数も全国的に年々増加しています。1990年代初めにバブルがはじけて景気は低迷し，年功序列・終身雇用制度の崩壊，成果主義の導入，急速なデジタル化やグローバル化などが，その背景として考えられています。

　一般企業においては，組織の改編や統合などが進められ，ノルマと進捗管理が厳しくなり，新しい業務内容も含め仕事の要求が強まる一方で，裁量性は乏しくなり，1人でする仕事が増えて上司や同僚とのコミュニケーションも悪化しているといわれます。今回の対象のような自治体職場においても同様で，公務員制度改革や行財政改革などが進められて職員をとりまく環境は大きく変化しており，人員の削減とともに能率の推進が進み，個々人に求められる業務量や責任が増大しています。

　メンタルヘルスケアに取り組んでいる事業所の割合は，平成23年度に43.6％と平成19年に比べると10ポイント向上し，その取り組み内容（複数回答）は「労働者への教育研修・情報提供（43.8％）」「管理監督者への教育研修・情報提供（42.8％）」「社内のメンタルヘルスケア専用窓口の設置（37.0％）」の順となっています。

　ただし，300人以上の事業所規模での取り組み状況は90％以上と高率ですが，それ未満の規模では低くなり，50人未満の事業所での取り組み率は40％程度にすぎません。取り組んでいない理由（複数回答）としては，「必要性を感じない（48.4％）」「専門スタッフがいない（22.1％）」「取り組み方がわからない（20.1％）」などがあげられています[1]。

本書では，このような状況のなかで比較的小規模の自治体とわれわれ大学の精神保健に関する専門教員が協働して行ってきたメンタルヘルス対策の支援プロジェクトについて紹介し，実施した調査の分析もしてきました。最後に，このプロジェクトについてまとめ，これからの展望も述べてみたいと思います。

1．職員のメンタル状況に関する実態調査のまとめ

　調査結果をここでもう一度要約します。

1）平成21年度調査

- 対象となる自治体では，全体的にはPOMS尺度の「緊張－不安」「疲労」「混乱」の平均点が一般集団に比べて高く，このような気分や感情がやや亢進している傾向が認められた。また「活気」は低下している傾向がみられた。
- 自己記入式うつ病尺度では3％弱の人がうつ病疑いと判定され，各POMS尺度の平均点も高く，専門医の受診を考慮する対象と考えられた。
- 約3分の2の職員が何らかの悩みがあると回答し，その半数以上は「勤務問題」の悩みを持っており，気分や感情の状態に大きな影響を与えていた。
- 主任級である職員や特定の部署の職員に，気分や感情が良好でない傾向がみられた。
- 正規雇用で働いている職員は，非正規雇用の職員に比べて気分状態が良好ではなかった。
- 出先機関で働いている職員より，本部の職員のほうが，強いストレスにさらされていると考えられた。
- 正規雇用職員においてジェンダーに関する分析を行うと，勤務問題は男女に共通するストレス要因であった。メンタルヘ

ルス不調の要因として違いがみられたのは，男性では時間的なゆとりの有無，女性では経済的なゆとりの有無であった．

2）平成22年度調査

- GHQ得点5点以上の精神的不健康者の割合は，正規雇用（37.5%）のほうが非正規雇用（22.6%）より有意に高率であった．
- GHQ得点と有意に関連していたのは，仕事の量的負担度，仕事の質的負担，仕事のコントロール，対人関係，仕事の適性であった．
- QOLはGHQと明らかに相関していて，GHQ得点5点以上の精神的不健康者の割合は，QOLが不良のもの（56.9%）のほうが良好なもの（18.4%）より有意に高くなっていた．
- 精神的不健康者の割合は，脆弱性が高いもの（46.0%）は脆弱性が低いもの（16.4%）より有意に高率であった．
- 正規雇用職員では，多重ロジスティック分析の結果，高い自覚的ストレス度（GHQ≧5点）には仕事のコントロールが低い，仕事の適性がない，心理傾向がネガティブの3項目が有意に関わっていることが示された．さらにオッズ比から，性格要因より仕事ストレス要因がより強く影響していることが示唆された．
- 個人の脆弱性の精神的不健康への影響を重回帰分析で検討すると，自尊心，コミュニケーションスキル，気分転換のスキル，問題解決スキルが低い（ない）ほど，心配性であるほど，精神的不健康度が高まりやすいことが示された．とくに，自尊心の低さが最も強く関係していた．
- この職場におけるストレスと個人の脆弱性の精神的不健康への影響を分析すると，①脆弱性がなくても，ストレスの多い時には精神的に不健康になりやすい，②脆弱性のある人は，ストレスが少ない時でも精神的に不健康な状態になりやすい，

③脆弱性のある人は，ストレスの多い時に深刻な精神的不健康状態に陥りやすい，④自尊心の低さ，コミュニケーションスキルの欠如，気分転換スキルのなさが精神的に不健康な状態を強める脆弱性要因として考えられる，などが明らかとなった．

3）調査の意義

　これらの調査は無記名で行っており，メンタルヘルス不調者を個別に抽出するためのスクリーニング検査ではありません．あくまでも，職員のメンタルヘルスの傾向を全体的に把握するための調査です．

　こういった全体調査は，個々のメンタル不調事例を扱うのみと違って，部署や職位，その他のストレス要因との関連を客観的データとして把握できることに意味があります．

　職場の側に立てば，それを参考にして，労働環境上の整備を考案していくのに役立てることができるでしょう．一方，大学側にとっては，その職場のメンタルヘルスを学術的に分析すること自体にも意味があります．そしてそれは，大学と協働したプロジェクトであり，学際的な専門家たちが集結しているからこそできるといえます．

2．メンタルヘルス研修会の着眼点

　「労働者の心の健康の保持増進のための指針」[2]では，事業所での基本的取り組み事項として教育研修の実施があげられていて，それぞれの職場のメンタルヘルス対策における具体的内容としては，一般職員や管理監督者などを対象とした研修を行うことが多くなっています．ただその内容や頻度は，企業や自治体によってさまざまでしょう．

本プロジェクトでも初回調査の後から経年的に研修会を開催しており，平成22年度と23年度には各5回ずつ，産業医の有資格教員1名，精神保健指定医の教員1名，精神看護の教員1名，および心理学を専門とする教員2名が，調査結果をふまえたうえで，それぞれ専門の内容で担当して行いました。

　具体的には，一般職員も参加可能な研修会と，対象を管理職に限定した研修会とを用意して，管理監督者への研修を重視しました。ラインによるケアは職場のメンタルヘルス対策の重要な要素の1つとされ，管理監督者が職場環境の把握と改善，そして労働者の相談対応に努めることが求められているからです。

　第4章にそのいくつかの研修内容を資料として記載してありますが，職場ストレスやそれに伴い発生しうるストレス関連性疾患について解説するとともに，相談対応のための傾聴技術を演習で経験してもらうようにしました。実際の研修の際には，なるべく専門用語は避け，より具体的な事例をあげるなど，精神保健の専門家ではない管理監督者に理解しやすくなるよう工夫しました。この他にも「アンケート結果報告・職場のセルフケア（平成22年度）」「職員のストレスの現状と対応（平成23年度）」というテーマで第2章と第3章に記載した全体調査の結果を説明する研修も行っており，2回の調査結果を引用しながら，職場のメンタルヘルスについてより現実的に感じられるようにしました。

　また，発達障害に関連したテーマの研修会も毎年開催していますが，最近では，職場においてもとくに重要な話題ですので，本書では第5章として別にまとめました。なお研修の実施時期は，担当部署と相談のうえ職場の繁忙期を避け，多くの職員が受講できるように配慮しています。

　このように，大学の専門家と協働することによって，全体調査を立案して実施し，その職場のメンタルヘルス状況を把握す

るとともに，調査結果に即した内容の研修を行うことができたと思います。

　実際に職員が精神的に不調をきたした場合には，外部の精神科診療所や病院などを受診していることが多いと思われます。しかし，職場復帰を想定した場合，直接に専門医を受診することのみで最善の解決策に至るかは慎重に検討される必要があるでしょう。

　まずは不調の際の受診のノウハウも含めたセルフケアのための研修，また管理職を中心とした2次予防，3次予防の研修は重要で，くり返し知識や情報を増やしていくことでのメンタルヘルスへの意識づけが大切です。職場のメンタルヘルスで望まれる結果は，その人が持つ職業能力を存分に発揮できるような状態の維持や職場復帰であるからです。

3．個別相談体制の拡充

　職場におけるメンタルヘルス対策としては，専門職などによるメンタルヘルス相談窓口を設置することもしばしば取り入れられています。

　従来この市では，職員のメンタルヘルスについての相談の希望があれば，人事担当部署の職員が随時相談を受けていました。大学との連携の開始以降は，職員の相談窓口の1つとして，大学で実施している心理相談室も勧めています。これは，本プロジェクトに参加している心理学を専門とする教員たちが一般県民向けにかねてより実施しているものです。調査報告書でも，結果と併せて，利用できる社会資源として紹介しました。

　また，先ほどの2人の医師による研修会終了後には，職場全体に広報して希望者に対する個別相談会を実施しました。さらに平成24年度からは，自治体側が「心の健康相談室」として

> [心理相談室のご案内]
>
> 　○○大学では，「心理教育福祉相談室」を相談無料，秘密厳守で実施しております。さまざまな心の悩みや職場での問題について専門の大学教員が相談を受けておりますので，気楽にご相談ください。
> 　アンケート [C.] の設問で，回答欄の左から3列目または4列目につけたマル（○）の数が4個以上の場合は，ストレス度が少し高くなっていると考えられます。
> 　相談は予約制で，お申し込み・お問い合わせは下記にご連絡ください．
>
> TEL：xxxx-xx-xxxx （内線 xxxx）
> 毎週木曜日の１０時～１２時に，受付の者が対応します。
> 上記時間以外は，留守番電話に用件をお入れください。
> E-mail：xxxxx@xxxx （いつでも受け付けています）

（平成22年度調査結果報告書から引用）

　定例相談を職場内で毎月開催するようにしました。理由のひとつに，メンタル不調による病休者が増えてきたことがあります。
　一方，本プロジェクトのメンタルヘルス研修会を通してメンタルヘルスに関する職員の意識が高まり，とくに管理職は部下との日頃の接し方でどう気づくべきかなどを理解し始めました。
　人事担当部署としては，管理職はもちろん一般職員についても，当事者として，あるいはともに働く同僚の不調の早期発見・早期対応に心がける職場環境の整備が必要だと判断して相談室を設置し，広く周知しました。
　それに伴い，職場の依頼を受け，3カ月毎に大学教員が自治体職場に出向いて心の相談を実施することになりました。それ以外の定例相談は職場の保健師が対応します。具体的な症例の提示はできませんが，当事者である職員からの相談に加え，管理職からの実際の事例に関する休職中の対応や復職についての

注意点などへの相談，あるいは一般職員からメンタルヘルス不調の同僚への声のかけ方などの相談がありました。

また，このプロジェクトチームには発達障害を専門とした教員が含まれていて心の相談に参加していることも，職場にとっては有益だと思われます。

このプロジェクトチームの存在は，ここまでのプロジェクトを通して，とくに研修などで顔なじみとなりつつあり，そのことが心の相談を希望しやすくなっている印象があります。職員個人は，一般企業などでも職場内の精神保健スタッフへの相談を避ける傾向があります。そのためにも EAP などの外部機関が存在するわけですが，まさにわれわれ大学のプロジェクトチームがその役割を果たしていることになります。チームの精神科医が，精神疾患で休職中の職員の復職にあたりセカンドオピニオンを求められ，診察の結果，意見を提出した事例もありました。

相談室では人事担当者と保健師が随時相談を受けつけることも明記し，予約方法を示してあります。平成22年度の調査結果から，職員のメンタルヘルスには職務の適性と業務が自分でコントロールできないことの影響が大きいとわかり，人事担当者が積極的に相談を受けることにより，まずその状況を知ることが，今後の適正な人員配置，職場環境の改善の手がかりになると考えたのです。そして人事担当者が相談を受けても，専門的な心のケアなどについては大学教員である専門家からアドバイスを得られるため，安心して相談後の対応に臨めるということも，この相談体制を周知するきっかけになったようです。なお外部者としてメンタルヘルスに関する個人情報の保護は重要ですが，それぞれが精神保健の専門家である大学教員のため，その点は十分に配慮しています。

4．おわりに ── 大学の地域貢献

　一般の方からみると，大学とはどういうところで，大学教員は何をしていると思われるでしょうか。もちろん大学生を教育するところで，工学部などの理系学部では実験もするし，医学や看護に関する学部では医師や看護師などの専門職を養成している。そして大学教員はそれぞれの専門に関する研究をしているといったことはご存知だと思います。

　平成17年の中央教育審議会「我が国の高等教育の将来像（答申）」[3)]では，「大学は教育と研究を本来的な使命としているが，同時に，大学に期待される役割も変化しつつあり，現在においては，大学の社会貢献（地域社会・経済社会・国際社会など，広い意味での社会全体の発展への寄与）の重要性が強調されるようになってきている」として社会貢献を大学の「第三の使命」と定義しました。そして「このような新しい時代にふさわしい大学の位置付け・役割をふまえれば，各大学が教育や研究などのどのような使命・役割に重点を置く場合であっても，教育・研究機能の拡張（extension）としての大学開放の一層の推進などの生涯学習機能や地域社会・経済社会との連携も常に視野に入れていくことが重要である」としています。平成18年には教育基本法が改正され，大学に関する規定を第7条に新設して，「大学は，学術の中心として，高い教養と専門的能力を培うとともに，深く真理を探求して新たな知見を創造し，これらの成果を広く社会に提供することにより，社会の発展に寄与するものとする」と大学の役割が明記されました。それまでも大学はそれぞれのレベルで地域貢献・社会貢献を行っていましたが，これにより「第三の使命」はますます加速することになったのです。

　大学にある知的資源を社会に提供する具体的な内容としては，

次のようなものがあります[4]。
1) 正課教育の開放（社会人特別選抜，科目等履修生，昼夜開講制など）
2) 公開講座や高校への出前授業など，正課教育以外の教育活動
3) 大学の人材の提供（審議会や委員会など，学外での講演会・研修会等の講師活動など）
4) 施設の開放（図書館や体育館などの開放）
5) 共同研究・受託研究や技術移転事業等の産学連携活動など

5) の研究面では，大学と企業などによる共同研究や技術移転など，新たな製品開発や産業創出につなげる取組が今や盛んに行われ，地域の活性化のために産学連携，あるいは産学官連携が広く展開されています。

これらの大学の社会貢献がもたらす効果としては，次のようなことが考えられています。
1) 社会・文化への効果
地域社会への専門知識の提供，地域社会を担う人材の養成，公開講座の提供など
2) 地域経済への効果
社会人の再教育，企業との産学連携など
3) 直接的な効果
雇用の創出，学生などの消費

一般に医療関係だと，地域医療の崩壊という社会問題に関して，医学や看護に関する学部・学科を有する大学では，地域医療の担い手となる医師，看護師など医療関係の専門人材を養成するとともに，地域の医療機関に医師を派遣し，地域のなかの中核病院として高度な医療の提供を行っています。また当然，各大学病院は周産期医療やがん医療，救急医療体制の機能強化に取り組み，地域医療の「最後の砦」としての役割を担ってい

ます。

　メンタルヘルスの領域でも，近年では，例えば大学の医師や看護師が地域に出かけていって，自治体などと協働してうつ病や認知症への早期発見や予防的介入などを行う研究もみられます。職場のメンタルヘルスでも，大学の知的資源は有用となるでしょう。職場のメンタルヘルス対策や自殺対策はわが国における重要課題のため，医学，看護学，心理学などの専門知識を有する大学教員が，行政をはじめとした委員会や研修会に，委員や講師として貢献することはとても多くなっています。ただし，今回のように，大学教員がチームとして職場に足を運び，事業所と協働して，実態調査の立案・実施・分析，研修会，健康相談会などを継続的に行っているプロジェクトは多くありません。

　第1章でも述べたように，働く人たちのメンタルヘルス不調は社会的課題であり，厚生労働省の指針などが示されてはいるものの，現実の職場においては，その専門性と経験を有するスタッフを確保できない場合があります。産業保健推進センターや地域産業保健センター，EAP も，職場がある地域によっては利用しやすさや存在自体の有無などの点で，外部資源となりえないことがあるなど，職員のメンタルヘルス対策には苦慮している職場も多いと思われます。

　本書では，職場のメンタルヘルスに関して，比較的小さな自治体と近くの大学が協働したプロジェクトを紹介してきました。主に研究費を獲得した当初の3年間の活動が中心ですが，平成24年度も4回の研修会を引き続き開催しています。新たに平成24年度から職場で開設した「心の健康相談室」では，利用促進のため，毎月の案内に合わせて職員の健康状態をセルフチェックするスケールなども紹介しようと考えており，今後もこの連携は発展させながら継続していく予定です。このように，メン

タルヘルスに関する専門性を有した教員がいる大学があれば，外部資源として相互のメリットが得られる地域連携となりうるのです。大学の専門家と連携することにより，今回2回の調査にみられるようなマクロな職場のメンタルヘルスに関する把握と，それをふまえての多角度からの研修，そして個別相談などのミクロ対応までを可能にしました。つまり職場の側としては，「大学に集積する知識や情報やノウハウが活かされる」，一方大学側には「実践の場が得られる」「教育研究活動へのフィードバック」というメリットがあります。

ただし，その地域連携には，大学教員としての本務との関係，研究成果の公表などに関する情報開示の問題など，慎重を要することや限界はあります。また，これらメンタルヘルス対策の実質的な効果をどう評価するかは今後の課題です。一般的には，実態調査を経時的に実施して結果が好転する，あるいはメンタルヘルス不調による休職者数の減少などが望まれる効果ですが，そういった直接的な効果が現れるには時間がかかるでしょう。そのため，メンタルヘルス対策が計画通り実施されているかどうか，そのプロセスを継続的に評価する必要性も指摘されています[5]。

加えて，マクロな分析に対する職場環境の見直しなどは原則的に職場側に任せることになりますが，とくに仕事の量（要求度）や，2回目の調査で明らかになった仕事のコントロール（裁量）を理想的にすることは，最近の職場にとっては難しい問題でしょう。社会においては，ソーシャルネットワーク，ソーシャルサポート，あるいはソーシャルキャピタルという概念が注目されるようになりました。人と人とのつながりやそこから生じる援助関係，互酬関係，信頼関係といった意味合いです。そして，それらが良好であれば，身体の健康や心の健康にプラスに作用すると考えられるようになってきています。現代のような厳し

い社会経済状況では，職場のストレス要因に対して，なおさら上司や同僚からの支援といった緩衝要因が職員の精神的健康に影響します。このプロジェクトのように職場調査の結果を示し，研修や個別相談を通して管理職の方たちのメンタルヘルスへの対処法が浸透してくれば，裁量の課題などに関しても，一般職員とのコミュニケーションの材料となり糸口がみつかるかもしれません。それぞれの職場ストレスを軽減する対策に関しては，産業保健スタッフやEAPなどの専門家による助言，あるいは人事を担当する部署での検討のみではなく，職場のメンバーで具体的な目標や改善活動を建設的に検討することも奨励されており，職場ごとにグループワークを行うことなどが提案されています。それに関わる職員たちが，やらされているという感覚を持つことはよくないので，自ら提案するような活動が重視されているのです[5]。そういった試みが多くの職場で実行できるとは限りませんが，こういう時代であるからこそ，むしろシステム上，そして個人間での豊かな結びつきは職場の士気を左右するでしょう。

　職場のメンタルヘルス対策は，それぞれの事業所が，その特性に応じて展開していくべきです。本書では，種々の事情によって事業所だけでの対応が難しい場合に，精神保健の専門職であり，研究者である大学教員を有した大学も社会資源となりうることを提示させていただきました。

引用文献

1) 厚生労働省：平成23年労働災害防止対策等重点調査. 2012.
　http://www.mhlw.go.jp/toukei/list/h23-46-50.html
2) 厚生労働省（労働基準局安全衛生部労働衛生課）：労働者の心の健康の保持増進のための指針. 2006.
3) 文部科学省：我が国の高等教育の将来像（答申）. 2005.
4) 文部科学省：平成20年度文部科学白書. 2009.
5) 産業医科大学産業生体科学研究所精神保健学研究室（永田頌史 監，廣 尚典・真船浩介 編）：チームで取り組む職場のメンタルヘルス. 診断と治療社, 2011.

資料1　平成21年度調査票

あなたの気分の状態についてお尋ねします。それぞれの質問について，あまり深く考えないで，第一印象を大切にしてお答えください。

問1　以下のそれぞれの項目について，あなたの<u>過去1週間</u>の気分をあらわすのに一番あてはまるものを1つ選んで○をつけてください。

	まったくなかった	少しあった	まあまああった	かなりあった	非常に多くあった
1) 気がはりつめる	1	2	3	4	5
2) 怒る	1	2	3	4	5
3) ぐったりする	1	2	3	4	5
4) 生き生きする	1	2	3	4	5
5) 頭が混乱する	1	2	3	4	5
6) 落ち着かない	1	2	3	4	5
7) 悲しい	1	2	3	4	5
8) 積極的な気分	1	2	3	4	5
9) 不機嫌	1	2	3	4	5
10) 精力がみなぎる	1	2	3	4	5
11) 自分はほめられるに値しない	1	2	3	4	5
12) 不安だ	1	2	3	4	5
13) 疲れた	1	2	3	4	5
14) 迷惑をかけられて困る	1	2	3	4	5
15) がっかりしてやる気をなくす	1	2	3	4	5
16) 緊張する	1	2	3	4	5
17) 孤独でさびしい	1	2	3	4	5
18) 考えがまとまらない	1	2	3	4	5
19) へとへとだ	1	2	3	4	5
20) あれこれ心配だ	1	2	3	4	5
21) 気持ちが沈んで暗い	1	2	3	4	5
22) だるい	1	2	3	4	5
23) うんざりする	1	2	3	4	5
24) とほうに暮れる	1	2	3	4	5
25) 激しい怒りを感じる	1	2	3	4	5
26) 物事がてきぱきできる気がする	1	2	3	4	5
27) 元気がいっぱいだ	1	2	3	4	5

28) すぐかっとなる	1	2	3	4	5
29) どうも忘れっぽい	1	2	3	4	5
30) 活気がわいてくる	1	2	3	4	5

問2 以下の項目から，過去2週間のあなたにあてはまるものを，すべて選んで○をつけてください。

1. ほとんど毎日，ゆううつでしかたがない
2. ほとんど毎日，何をしてもつまらないし喜びを感じない
3. ほとんど毎日，食欲がない
4. ほとんど毎日，眠れない
5. ほとんど毎日，イライラして仕方がないか，動きがひどく低下している
6. ほとんど毎日，疲れやすくてしかたない
7. いつも「自分がどうしようもない人間だ」「悪い人間だ」などと考えている
8. 考えが進まず，集中力，決断力がない
9. 死んだほうが楽だ，と考える

問3 あなたは現在，悩みをお持ちですか？
 1. ある → 副問へ　　　　2. ない → 問4へ

副問 問3で「ある」を選ばれた方は，その内容についてあてはまる番号をすべて選んで○をつけてください。
　　　1. 勤務問題　　　2. 家庭問題
　　　3. 健康問題　　　4. 経済・生活問題
　　　5. その他（具体的に）

次に，あなたの現在のお仕事についてお尋ねします。

問4 あなたの雇用形態はどれですか？
 1. 正規雇用　　2. 嘱託雇用　　3. 臨時雇用

問5 あなたの職種はどれですか？
 1. 事務職（事務系）　2. 技術職（技術系）　3. 消防職　4. 現業職

問6　あなたの職位はどれですか？
1．部長級　　2．課長級　　3．主幹級　　4．主任級　　5．主査級
6．主事級　　7．技能労務職　8．その他（嘱託，臨時）

問7　あなたの所属する部等はどこですか？　あてはまる番号に○をつけてください。
（具体的名称のため選択肢は記載しません）

問8　あなたの勤務場所はどこですか？　あてはまる番号に○をつけてください。
1．本庁関係　　2．出先関係

問9　あなたの市役所での在職期間は何年になりますか？　あてはまる番号に○をつけてください。
1．5年未満　　　　2．5年～9年　　　　3．10年～14年
4．15年～19年　　 5．20年～24年　　　6．25年～29年
7．30年～34年　　 8．35年～39年　　　9．40年以上

問10　あなたの現在の所属課での在職期間は何年になりますか？　あてはまる番号に○をつけてください。
1．1年未満　　　2．2年未満　　　3．3年未満　　　4．3年以上

最後にあなたご自身のことについてお尋ねします。このアンケート分析する際に必要なことですので，恐れ入りますが，できるかぎりお答えくださいますようお願いいたします。

問11　あなたはおいくつですか？　満年齢を選んで，あてはまる番号に○をつけてください。
1．20歳未満　　2．20歳～24歳　　3．25歳～29歳　　4．30歳～34歳
5．35歳～39歳　6．40歳～44歳　　7．45歳～49歳　　8．50歳～54歳

資料

9．55歳～59歳　　10．60歳以上

問12　あなたの性別はどちらですか？
　1．男性　　　　　　2．女性

問13　あなたは現在，結婚していらっしゃいますか？
　1．している　　　　2．していない

問14　あなたにはお子さんがいらっしゃいますか？
　1．いる　→　副問へ　　2．いない　→　問15へ

　副問　問で「いる」を選ばれた方は，（　　）内にその人数と，一番下のお子さんの年齢を，それぞれ記入してください。
　　　　人数：（　　）人
　　　　一番下のお子さんの年齢：（　　）歳

問15　あなたが現在，同居しておられる家族をすべて選んで○をつけてください。また，（　　）内にその人数を記入してください。
　1．配偶者
　2．父親　　　　　　　　　　　3．母親
　4．義理の父親　　　　　　　　5．義理の母親
　6．祖父（　　人）　　　　　　7．祖母（　　人）
　8．未婚の子供（　　人）　　　 9．既婚の子ども（　　人）
　10．子どもの配偶者（　　人）　11．孫（　　人）
　12．自分の兄弟姉妹（　　人）　13．配偶者の兄弟姉妹（　　人）
　14．その他【具体的に　　　　　　　　　　　　】（　　人）
　15．自分1人で暮らしている

問16　あなたは趣味をお持ちですか？
　　1．持っている　　　　　　2．持っていない

問17　あなたは現在，時間的，経済的なゆとりをどの程度お持ちですか？
　　　それぞれについて，あてはまる番号を1つ選んで○をつけてください。

	かなり ゆとりが ある	多少は ゆとりが ある	あまり ゆとりが ない	ほとんど ゆとりが ない	まったく ゆとりが ない
・時間的ゆとり	1	2	3	4	5
・経済的ゆとり	1	2	3	4	5

ご多用のところご協力いただきありがとうございました。
　記入漏れがないかお確かめのうえ，個別封筒にお入れいただき，各所属の回収袋までご提出下さい。

資料2　平成22年度調査票

A　あなたの仕事について伺います。最もあてはまるものに○を付けてください。

	そうだ	まあそうだ	ややちがう	ちがう
1. 非常にたくさんの仕事をしなければならない	1	2	3	4
2. 時間内に仕事が処理しきれない	1	2	3	4
3. 一生懸命働かなければならない	1	2	3	4
4. かなり注意を集中する必要がある	1	2	3	4
5. 高度の知識や技術が必要なむずかしい仕事だ	1	2	3	4
6. 勤務時間中はいつも仕事のことを考えていなければならない	1	2	3	4
7. からだを大変よく使う仕事だ	1	2	3	4
8. 自分のペースで仕事ができる	1	2	3	4
9. 自分で仕事の順番・やり方を決めることができる	1	2	3	4
10. 職場の仕事の方針に自分の意見を反映できる	1	2	3	4
11. 自分の技能や知識を仕事で使うことが少ない	1	2	3	4
12. 私の部署内で意見のくい違いがある	1	2	3	4
13. 私の部署と他の部署とはうまが合わない	1	2	3	4
14. 私の職場の雰囲気は友好的である	1	2	3	4
15. 私の職場の作業環境（騒音，照明，温度，換気など）はよくない	1	2	3	4
16. 仕事の内容は自分にあっている	1	2	3	4
17. 働きがいのある仕事だ	1	2	3	4
18. この1年間に，異動や担当交代などで，仕事の内容や職場での役割に変化があった	1	−	−	4

B．最近の2週間くらいのあなたの状態についてお尋ねします。

質問	回答欄			
1. 自分の生活の質をどのように評価しますか	よくない	ふつう	よい	とてもよい
2. 余暇を楽しむ機会はどのくらいありますか	まったくない	あまりない	多少はある	かなりある
3. 自分の健康状態に満足していますか	とても不満	やや不満	ある程度満足	とても満足
4. 家族との関係に満足していますか	とても不満	やや不満	ある程度満足	とても満足
5. 友人との関係に満足していますか	とても不満	やや不満	ある程度満足	とても満足
6. 自分自身に満足していますか	とても不満	やや不満	ある程度満足	とても満足
7. 体の痛みや不快感のために，しなければならないことが制限されていますか	まったくない	少しだけある	多少はある	かなりある
8. 気分がすぐれなかったり，不安や落ち込みといったいやな気分をどれくらい感じますか	まったくない	少しだけある	多少はある	かなりある

C．この 2 週間ほどのあなたの健康状態についてお尋ねします。

質問	回答欄 (0点)	(0点)	(1点)	(1点)
1. 何かをする時いつもより集中して	できた	いつもと変わらなかった	できなかった	全くできなかった
2. 心配事があって，よく眠れないようなことは	全くなかった	あまりなかった	あった	たびたびあった
3. いつもより自分のしていることに，生きがいを感じることは	あった	たびたびあった	あまりなかった	全くなかった
4. いつもより容易に物事を決めることが	できた	いつもと変わらなかった	できなかった	全くできなかった
5. いつもよりストレスを感じたことが	全くなかった	あまりなかった	あった	たびたびあった
6. 問題を解決できなくて困ったことが	全くなかった	あまりなかった	あった	たびたびあった
7. いつもより日常生活を楽しく送ることが	できた	いつもと変わらなかった	できなかった	全くできなかった
8. 問題があった時に，いつもより積極的に解決しようとすることが	できた	いつもと変わらなかった	できなかった	全くできなかった
9. いつもより気が重くてゆううつになることは	全くなかった	あまりなかった	あった	たびたびあった
10. 自信を失ったことは	全くなかった	あまりなかった	あった	たびたびあった
11. 自分は役に立たない人間だと考えたことは	全くなかった	あまりなかった	あった	たびたびあった
12. 一般的にみて幸せだと感じたことは	あった	たびたびあった	あまりなかった	全くなかった

（注）上の12項目で○をつけた欄の合計点が4点以上は，ストレス度がやや高いと考えられます。

D．次の項目は，あなたにあてはまるかどうかお尋ねします。

質　問	回　答　欄			
1. 自分に対して肯定的である	そうだ	どちらかといいうとそうだ	どちらかといいうとそうでない	そうでない
2. 他人とのコミュニケーションは得意である	そうだ	どちらかといいうとそうだ	どちらかといいうとそうでない	そうでない
3. こだわりが強い	そうだ	どちらかといいうとそうだ	どちらかといいうとそうでない	そうでない
4. 気分転換は得意である	そうだ	どちらかといいうとそうだ	どちらかといいうとそうでない	そうでない
5. 心配症である	そうだ	どちらかといいうとそうだ	どちらかといいうとそうでない	そうでない
6. 問題が起こった時，それを解決するのは得意である	そうだ	どちらかといいうとそうだ	どちらかといいうとそうでない	そうでない

F．年齢等についてお尋ねします。

性　別	1. 男性　　2. 女性			
年齢層	1. 15－19歳	2. 20－24歳	3. 25－29歳	4. 30－34歳
	5. 35－39歳	6. 40－44歳	7. 45－49歳	8. 50－54歳
	9. 55－59歳	10. 60歳以上		
職　種	1. 事務職　　2. 技術職　　3. 消防職　　4. 現業職　　5. 管理職			
雇用形態	1. 正規職員　　2. 嘱託・臨時職員			
現在の主たる勤務場所	1. 本庁関係　　2. 出先関係			

　ご協力，ありがとうございました。
　記入漏れがないかお確かめのうえ，個別封筒に入れて，各所属の回収袋までご提出下さい。

実践・職場のメンタルヘルス
地方自治体と大学との協働

大森　晶夫・垂水　公男［編］

2013年12月18日第1版第1刷発行

発行者　山田禎一
発行所　社会福祉法人新樹会創造出版
〒151-0053　東京都渋谷区代々木1-37-4 長谷川ビル2F
電話 03-3299-7335／FAX03-3299-7330
印刷　モリモト印刷

乱丁・落丁本はお取り替えいたします。